MW01615330

Abramos el corazón,

transformemos nuestras pérdidas

 Grupos de Familia Al-Anon
esperanza y ayuda para los familiares y amigos de los alcohólicos

Para más información y obtener un catálogo
de publicaciones, escriba a:
Al-Anon Family Group Headquarters, Inc.
1600 Corporate Landing Parkway
Virginia Beach, Virginia 23454-5617
757-563-1600   Fax: 757-563-1655
www.al-anon.alateen.org/members
wso@al-anon.org

Al-Anon y Alateen se sostienen por medio de las contribuciones
voluntarias de sus miembros y de la venta de nuestra Literatura
Aprobada por la Conferencia.

Número de catálogo de la Biblioteca del Congreso 2007924183
ISBN-978-0-910034-47-0
ISBN 978-0-9815017-1-0
Título original *Opening Our Hearts - Transforming Our Loses*

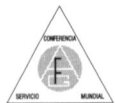

Aprobado por la
Conferencia de Servicio Mundial
de los Grupos de Familia Al-Anon

08-1   SB-29   Impreso en los EE.UU.

Libros útiles de Al-Anon:

Preámbulo

Los Grupos de Familia Al-Anon son una hermandad de parientes y amigos de alcohólicos que comparten sus experiencias, fortaleza y esperanza, con el fin de encontrarle solución a su problema común. Creemos que el alcoholismo es una enfermedad de la familia, y que un cambio de actitud puede ayudar a la recuperación.

Al-Anon no está aliado con ninguna secta ni religión, entidad política, organización, ni institución; no toma parte en controversias; no apoya ni combate ninguna causa. No existe cuota alguna para hacerse miembro. Al-Anon se mantiene a sí mismo por medio de las contribuciones voluntarias de sus miembros.

En Al-Anon perseguimos un único propósito: ayudar a los familiares de los alcohólicos. Hacemos esto practicando los Doce Pasos, dando la bienvenida y ofreciendo consuelo a los familiares de los alcohólicos y comprendiendo y animando al alcohólico.

Preámbulo Sugerido de Al-Anon para los Doce Pasos

Contenido

x   *Abramos el corazón, transformemos nuestras pérdidas*

Prefacio

El alcoholismo es una enfermedad que les causa muchas pérdidas a los familiares y amigos de los alcohólicos. Estas pérdidas nos afectan en muchos sentidos y las sufrimos durante mucho tiempo, convivamos o no con un alcohólico activo. En el libro *Abramos el corazón, transformemos nuestras pérdidas,* compartimos la esperanza que hemos encontrado con la ayuda de los Grupos de Familia Al-Anon al reconocer, comprender y aceptar las pérdidas sufridas. Este libro examina cuestiones que le interesan a todo aquel que ha luchado contra el alcoholismo de alguien más. Sufrimos pérdida al no haber tenido la niñez feliz que quisimos, al no haber tenido un matrimonio a la altura de nuestros sueños y esperanzas, o debido a las decepciones causadas por otras relaciones personales que no fueron lo que esperábamos. Cuando nos enfrentamos a estos problemas, nos preguntamos por qué nos ocurrieron estos hechos lamentables. Aprendimos a pasar por alto nuestros sentimientos, a crear soluciones fantasiosas y a quitarle importancia a nuestros problemas. Supusimos que en algún momento nos equivocamos y que ninguna otra persona pudo comprender nuestra desesperación. Después de cada pérdida, nos sentimos más solos y aislados.

Este libro nos ayuda a reconocer la penosa realidad de la pérdida y el dolor. Nos estimula a aceptar sentimientos y temores ocultos, a reconocer nuestros sentimientos genuinos y a encontrar soluciones que alivien nuestro dolor y nos conduzcan a la paz interior.

Consideramos que los Grupos de Familia Al-Anon son lugares seguros donde encontramos apoyo y protección junto a otros que recorren el mismo camino: el del descubrimiento de sí mismos explorando y compartiendo con honestidad. Los traumas pasados no se alivian negando las pérdidas ocurridas. Podemos dirigirnos hacia un futuro más positivo aceptando el dolor de lo sucedido y luego descartándolo. Aprendemos a liberarnos de las fantasías de lo que podría haber sido y aceptamos la realidad de lo que es. Percibimos que otros han tenido sentimientos similares de exceso de responsabilidad y culpa. Cuando llegamos a comprender el progreso de otros, adquirimos los recursos internos para derribar las barreras emocionales que nos separan de la tranquilidad que anhelamos y de la vida rica y plena que merecemos.

Ojalá que este libro los ayude en el viaje hacia la liberación y la esperanza. Como dice nuestro lema, "Juntos lo lograremos", y como señala la *Clausura sugerida para las reuniones de Al-Anon y Alateen*, "...que la comprensión, el amor y la paz del programa florezcan en todos ustedes un día a la vez".

Introducción

"Al final comprendí que necesitaba permitirme sentir el duelo."

El dolor es una respuesta natural a las muchas pérdidas que sufrimos como consecuencia del alcoholismo de alguien más. Algunos creemos que somos culpables de nuestras pérdidas, o que ellas son producto de la mala suerte. A veces decimos o pensamos: "¿Qué he hecho para merecer esto?" Envueltos en una nube de alcoholismo, es fácil perder los sueños de una vida familiar feliz y la esperanza de que el alcohólico se recupere. Ya no sentimos la misma intimidad de antes con nuestra pareja, hijo, familiar, o amigo alcohólico. Después de mucho tiempo, tendemos a perder la perspectiva de cómo el alcoholismo afecta nuestras relaciones y nuestra calidad de vida. El dolor que acompaña al alcoholismo tal vez no se vea como algo tan evidente de considerar.

La pérdida como parte de la enfermedad familiar del alcoholismo

"El alcoholismo me robó la identidad, perjudicó a mi hija y casi destruyó por completo a mi mejor amiga. Durante esos primeros seis años, nos quitó a todos una parte de lo que éramos. Fueron pérdidas enormes que llevó mucho tiempo superar. Mi dolor fue inmenso. Estaba desconsolada."

Convivir a diario con el alcoholismo afecta nuestra dignidad y el respeto a nosotros mismos. Recordamos todos los días que nuestras vidas son distintas a las que queríamos o esperábamos. Pronto, la confianza y la intimidad empiezan a erosionarse, y se comienza a deteriorar nuestra relación con el alcohólico. A lo largo del tiempo, el cúmulo de pérdidas puede hacernos pagar un precio muy alto. Los que crecimos en hogares alcohólicos lamentamos nuestra niñez. Los recuerdos penosos del pasado nos agobian de dolor, o pasan los años sin darnos cuenta de ese dolor. En la niñez, cualquier cambio puede desencadenar sentimientos de pérdida.

"Quería que todo siguiera igual. No aceptaba los cambios sino que los resentía. Hablaba sobre cómo solían ser las cosas; anhelaba mis antiguas casas, juguetes, animales domésticos y momentos de diversión".

Aún los recuerdos de escenas familiares agradables pueden desencadenar tristeza, ya que la consciencia de que no durarían a menudo oscurecía dichos momentos. Podemos llegar a sentir una tristeza tan profunda que con frecuencia no encontramos las palabras para describirla.

No es sólo la muerte

Cuando comenzamos a comprender cómo el alcoholismo ha afectado nuestras vidas, tal vez no reconozcamos por completo los sentimientos de dolor y pérdida. Preferimos reducir al mínimo o negar el dolor diciéndonos: "Bueno, por lo menos no está muerta", o "Podría ser peor". Es cierto que las cosas podrían ser peores pero, sin duda, son suficientemente difíciles tal como son.

Podemos aceptar que estamos de duelo o confusos por un surgimiento repentino de emociones. Una persona del programa desconocía por qué se sentía de cierta forma cuando su hijo se fue de casa, hasta que su Madrina señaló que tal vez ella estuviera de duelo. Al principio, se sintió sorprendida por esta idea pero luego se dio cuenta de que los años de alcoholismo de su hijo lo habían alejado de ella emocionalmente mucho tiempo antes de la separación física. Poder aceptar e identificar nuestras pérdidas es un primer paso vital para encarar el dolor.

"Antes de la recuperación, solía pensar que sentíamos dolor sólo cuando moría alguien. Pasé varios años en Al-Anon antes de leer acerca del dolor en relación con el alcoholismo. Todo empezó a adquirir sentido al comprender que gran parte de

*mi tristeza, ira y sentimientos confusos eran señales de dolor.
Estaba perdiendo la batalla por controlar al alcohólico que
formaba parte de mi vida. Al final advertí que estaba de
duelo. A medida que crecía mi franqueza, me daba cuenta
de que había estado de duelo una parte importante de mi
vida, sin poder identificarlo. Me pareció que reconocer el
dolor me brindaba dignidad. Por fin comprendí lo que me
ocurría. Ahora utilizo este conocimiento cuando experimento
cualquier pérdida".*

Los síntomas físicos, emocionales y espirituales del dolor

La convivencia con la enfermedad del alcoholismo nos afecta
física, emocional y espiritualmente. Se puede describir el sufrimiento de un duelo como algo que nunca se ha sentido antes.
Pese a que podemos experimentar síntomas similares, el dolor nos
afecta de manera distinta. Para algunos, la vida se paraliza mientras que otros pueden continuar sus actividades habituales.

*"Algunos días sólo podía sentarme en el suelo y llorar
descontroladamente; pero había que concretar los detalles del
funeral y yo tenía que seguir encargándome de las actividades
diarias. Había que pagar cuentas y lavar la ropa. Tenía que
comer. Llevaba a cabo mis tareas ofuscada por el dolor. En
esos días, aprendí que no tenía que hacer todo a la perfección.
También aprendí que había apoyo en una llamada telefónica
o en una reunión. A veces lo único que podía hacer era
reunirme con un miembro de Al-Anon para tomar un café.
Aprendí a ser bondadosa conmigo misma. Hay días en que la
única actividad que puedo realizar es aplicar el programa de
la mejor manera posible".*

Un temor que nos abruma a muchos es que siempre nos sentiremos así y nunca nos recuperaremos. O tal vez no *deseemos*
sentirnos mejor durante un tiempo. Una persona del programa
describió sus sentimientos después de la muerte de su esposo de
la manera siguiente: "Había rechazado de manera caprichosa que

me consolaran. Ante cada intento, respondía: 'Sí, pero...' Si bien era cierto que otros aceptaban el consuelo, yo creía que mi pérdida era mucho mayor que la de ellos. Mi dolor se había convertido en '¡Pobre de mí!', lo que me impedía actuar para sentirme mejor". El dolor agota. Nos hace perder el sueño o dificulta el levantarse. Nos olvidamos de comer o comemos en exceso. A veces no tenemos ganas de ducharnos, ni de ir a trabajar ni de preparar la comida. El dolor es imprevisible. Nos sentimos tristes en un momento dado y, de inmediato, enfadados o confundidos. En momentos de soledad, a veces no podemos dejar de llorar. Un día nos levantamos con un cierto sentimiento de alivio y al día siguiente estamos deprimidos.

"Lloraba cada vez que me relajaba, es decir, cuando no estaba ocupada. No podía sentarme a descansar porque comenzaba a llorar. Lloraba hasta cuando conducía. Me enfadaba conmigo misma por este dolor y me decía que no debía sentirme así".

El temor, la confusión y la falta de concentración pueden acompañarnos durante meses. Podemos volvernos olvidadizos e irritables. Una persona del programa no recordaba cómo realizar las tareas más sencillas, como prender un aparato eléctrico. La depresión y la angustia son también comunes. Perdemos interés en actividades que antes nos resultaban entretenidas y tal vez tengamos que aislarnos un tiempo. Tal vez tengamos que pasar algunos días en pijamas. En momentos como estos, las exigencias familiares y laborales pueden ser particularmente pesadas. Si no podemos ocuparnos de nosotros mismos, ¿cómo podemos ocuparnos de alguien o de algo más? Algunas veces no sabemos si lograremos llegar al final del día. Si la depresión continúa empeorando, si la vida parece demasiado difícil de soportar, o si sentimos deseos de darnos por vencidos, es probable que necesitemos solicitar ayuda profesional.

Una perspectiva espiritual puede ser fuente de fortaleza y apoyo para muchos de nosotros durante nuestro período de dolor. Aunque algunos nos sentimos más cerca de nuestro Poder Superior en este momento, otros a lo mejor se irriten o hasta cuestionen la presencia de nuestro Poder Superior en nuestras vidas. Si nos sentimos aislados espiritualmente, la situación no es motivo de alarma ni de vergüenza. Lo que estemos sintiendo es aceptable y transitorio. Como nos recuerda el programa, "Esto también pasará".

El dolor y la pérdida en el viaje hacia la recuperación

Cuando entramos por primera vez a las salas de Al-Anon, los intentos de manejar nuestras vidas sin ayuda ya no funcionaban. Al solicitar ayuda, dimos el primer paso hacia el alivio. Aprendemos de inmediato que nuestra recuperación depende de la voluntad de centrar la atención en nosotros mismos. Si estamos incómodos con nuestros sentimientos, podemos tratar de encontrar la manera de alejarnos de ellos.

"Cuando dejé de correr, por fin tuve que palpar mis sentimientos.
Hablé mucho con mi Padrino, y confié en que mi Poder
Superior me ayudaría a salir de esta difícil situación."

Como recién llegados a Al-Anon, tal vez tengamos tantos sentimientos a la vez que a lo mejor nos lleve un tiempo ponerlos en orden. De manera similar, los que ya hemos estado en un período de recuperación puede ser que nos cuestionemos si el programa funciona, lo cual no significa que nuestra recuperación esté en peligro, aunque la idea pueda aterrarnos. Si no hemos tenido consciencia de nuestras pérdidas hasta ahora, quizás tengamos que enfrentar años de sentimientos reprimidos. No tenemos que confrontarlo todo al mismo tiempo. No es una competencia deportiva para ver quién gana. Con la orientación de nuestro Poder Superior, podemos practicar el programa a nuestro propio ritmo y a nuestra manera. Podemos ser pacientes y gentiles con nosotros mismos, confiando en que donde sea que estemos es exactamente donde se supone que debemos estar.

En Al-Anon llegamos a aceptar que el dolor es parte natural de la vida y no un castigo. Si miramos a nuestro alrededor, vemos que todos los seres vivos sufren pérdidas. Un huevo de petirrojo se cae del nido antes de ser incubado; una cierva es arrollada por un auto, dejando que su cría intente sobrevivir sin su ayuda.

No estamos libres de sufrimiento. Cualquiera que sea la pérdida que estemos sufriendo, en Al-Anon no tenemos que enfrentarla solos. Podemos obtener consuelo al saber que nuestro dolor significa que en realidad estamos encarando la pérdida y no negándola. Cuando nuestras vidas se sienten perturbadas y caóticas, los principios claros y sencillos de nuestro programa nos sirven de ancla. De forma similar a una brújula, nuestros lemas, Pasos, Tradiciones y Conceptos de Servicio nos pueden ayudar a navegar en las aguas turbulentas del dolor y la pérdida. Tal como lo aprendemos por experiencia, es nuestro dolor el que nos une mutuamente. No hay motivo para que nos separe. Cuando compartimos nuestro dolor con otra gente, se nos oye y comprende verdaderamente, tal vez por primera vez. Al aprender a utilizar los instrumentos de Al-Anon, descubrimos que en realidad hay un rayo de esperanza en toda situación. De hecho, muchos hemos podido encontrar esperanza en medio de la desesperación, y serenidad ante el dolor.

Cómo utilizar este libro

Al igual que toda la Literatura Aprobada por la Conferencia, este libro representa la sabiduría colectiva de nuestros miembros. Las historias que aquí se comparten reflejan la experiencia, fortaleza y esperanza de cientos de nosotros. La forma en que elijamos aplicar este libro a nuestras vidas queda completamente a nuestro criterio. Algunos lo leerán de principio a fin; otros tal vez lean un capítulo que se relacione más directamente con un aspecto específico de su dolor. Si el dolor nos afecta profundamente ahora mismo, una página, un párrafo o una oración a lo mejor sea lo único que podamos leer. Sean cuales fueren las circunstancias actuales, el respeto a la situación en la que nos encontramos y por lo que necesitamos en este momento es de suma importancia.

Todas las citas del libro provienen de miembros de Al-Anon, a menos que se indique de otra forma. Las historias de los miembros se presentan al final de cada capítulo, seguidas por una lista de preguntas que se proponen como sugerencias para la meditación y la reflexión. En lugar de tratar de resolver cada pregunta de una sola vez, podríamos comenzar o terminar nuestro día tomándonos tiempo para reflexionar sobre las que sean más aplicables a nosotros. Siempre podemos volver a las otras preguntas más adelante. Puede ser que también queramos usar estas preguntas como temas de debate en reuniones o con nuestro Padrino o Madrina. Recurrir al índice temático puede resultar útil cuando batallamos con un sentimiento en particular, o si buscamos elementos de comprensión sobre los Pasos, los lemas u otros instrumentos de Al-Anon.

Independientemente de lo que estemos sufriendo en este momento, podemos estar seguros de que hay otras personas entre nosotros que han sentido lo que estamos sintiendo. Tal como lo indica la Clausura sugerida para las reuniones de Al-Anon y Alateen, si tratamos de mantener una actitud receptiva, podremos recibir ayuda. Veremos que "ninguna situación es tan difícil que no pueda ser mejorada, y que ninguna infelicidad es tan grande como para no poder remediarla". Puede ser que a veces tengamos que esforzarnos para creer que esto sea cierto, pero podemos encontrar esperanzas en los que han recorrido este camino antes que nosotros. Al comenzar a sanar las dolencias causadas por la pérdida, les ofrecemos a la vez esta misma esperanza a otras personas. Mediante nuestra voluntad de enfrentar la pérdida de manera franca y honesta, descubrimos nuestra fuerza y resistencia, no *a pesar de* esta sino *debido a* esta.

El dolor como un proceso

"Mi viaje a través del dolor es similar a mi viaje hacia la recuperación."

Puede ser que tengamos o no consciencia de nuestras pérdidas cuando llegamos a la primera reunión de Al-Anon; pueden pasar semanas o años en el programa antes de que aparezcan. A algunos se nos enseñó que no es correcto llorar o enojarse. Eso puede causar que nos lleguemos a acostumbrar a mostrarle al mundo un rostro sonriente mientras que ocultamos nuestras verdaderas emociones. El dolor tiene su propio ritmo. Podemos confiar en que tomaremos consciencia de nuestras pérdidas cuando estemos listos para encararlas.

"Antes de Al-Anon, estaba atascada. Cuando murió mamá, fingí que la vida continuaba, pero me sentía como una niña de tres años en el cuerpo de una adulta. Estaba desconsolada, asustada, perdida e incapaz".

En Al-Anon oímos muchas cosas acerca de cómo encarar nuestros sentimientos, pero el sentirnos a gusto con nuestros sentimientos puede llevar tiempo. Tan sólo la idea de tener que sentir emociones reprimidas puede parecer espantosa al principio, por lo que inicialmente puede ser que se sienta más fácil y cómodo dejar que nuestras vidas sigan tal como están, aunque sepamos en lo más profundo de nosotros que esto no es lo que más nos conviene. No obstante, nuestra angustia puede reducirse a medida que observamos a otros miembros compartir sus sentimientos con franqueza. Con el tiempo, la aprobación y la aceptación que recibimos en Al-Anon nos puede ayudar a sentirnos más a gusto al compartir nuestros propios pensamientos y sentimientos.

Puede que sea útil examinar nuestro dolor de la misma manera en que lo hacemos con la recuperación. Si nos llevó tiempo llegar a donde estamos hoy, no podemos esperar una mejoría de la noche a la mañana. "Progreso, no perfección" nos recuerda que nuestra recuperación no es un hecho sino un proceso. Lo único que se nos pide es que nos esforcemos todo lo posible hoy, aunque eso signifique sólo asistir a una reunión o leer una página de nuestras publicaciones. A veces los pasos más pequeños son los que dan mayor consuelo.

Admitimos el dolor

"Antes de Al-Anon, no podía enfrentarme ni a mi propio dolor ni a mi pérdida. En su lugar, los negaba de forma rápida y completa. Admitir mis pérdidas hubiera sido como sentirme 'menos que.' Creía que había una manera 'correcta' de encarar estos sentimientos, y yo no la conocía."

Si bien no hay una sola manera de acercarnos a nuestro dolor, los instrumentos de Al-Anon pueden ayudarnos a encontrar el camino. El Primer Paso nos ayuda a lograr entender que somos incapaces ante nuestras pérdidas, tal como somos incapaces ante el alcoholismo. Intentar controlar el dolor sólo ha hecho que nuestras vidas se vuelvan ingobernables. Pasamos años siendo los responsables, tratando de que todo se mantenga unido en nuestra familia, de manera que podamos encontrar difícil renunciar a nuestro control. Si estamos acostumbrados a encargarnos de todo por nuestra propia cuenta, nos puede resultar difícil pedir ayuda al comienzo. Sin embargo, cuanto más tratamos de controlar nuestro dolor, parece que sufrimos más. Admitir que estamos sufriendo de dolor es admitir que *no* tenemos el control. Una vez que nos damos cuenta de esto, empezamos a sentir un cierto alivio de ese peso que cargamos sobre los hombros.

El carácter recurrente del dolor

"Cada cambio en la vida es una invitación a que esté de duelo. Generalmente paso por alto la invitación al decidir que ese cambio específico no es 'gran cosa,' o al decirme: 'Puedo encararlo.' A veces, la culminación de todos los 'pequeños' cambios que no he encarado me afecta de repente. Y así me doy cuenta de que reacciono de manera excesiva ante una persona o una situación, me deprimo o simplemente me vuelvo irritable."

Son estos "pequeños" cambios los que a menudo nos toman por sorpresa. Parecen surgir de la nada. Las decepciones diarias y las promesas rotas derivadas de la convivencia con un alcohólico pueden volverse comunes, hasta que un día nos despertamos sintiendo los efectos de estas "pequeñas" pérdidas. Y nos preguntamos: ¿Por qué nos sentimos tristes de repente por nuestra situación, en especial cuando puede ser que hayamos pasado meses o años viviendo de esta forma?

Muchos hemos vivido con la idea de que el dolor es algo que sentimos cuando hemos perdido algo material; cuando alguien ha muerto o se ha ido. En Al-Anon aprendemos que aunque el alcohólico aún viva, no puede estar completamente presente: emocional, espiritual o hasta físicamente. Reconocer que no vivimos la vida que habíamos planeado o deseado con la persona que amamos es una pérdida que ocurre poco a poco. Perdemos un poquito más cada día hasta que lo que queda es únicamente una sombra de la persona o de la vida que creíamos conocer. Vivir con un constante dolor de esta clase puede ser excepcionalmente agobiante.

"Un día a la vez" nos ayuda a salir adelante en estos días difíciles. Nos adelantamos demasiado cuando nos preocupamos en la forma en que enfrentaremos el día de mañana o la semana entrante. No podemos saber lo que traerá el mañana. ¡Qué alivio saber que sólo tenemos que lidiar con el día de hoy! Pese a que el enfrentar el día de hoy podría sentirse como que enfrentamos toda la eternidad, podemos tener presente que no nos sentiremos así para siempre. Podemos confiar en que nuestro Poder Superior tiene un plan para nosotros, aunque no podamos ver hacia donde nos dirigimos.

Cuando resurge una pérdida antigua

El dolor por pérdidas pasadas puede presentarse inesperadamente, a veces después de muchos años. Si enfrentamos una pérdida en el pasado, podemos preguntarnos por qué todavía sufrimos. Podemos haber pensado que habíamos superado el dolor, y aquí surge de nuevo. Sin darnos cuenta, podemos empezar a reaccionar de la forma antigua y conocida en que lo hacíamos. Los hábitos y temores del pasado regresan; la misma respuesta que teníamos al reaccionar ante el alcoholismo. Podemos llegar a centrar demasiado la atención en otras personas hasta el punto de descuidarnos a nosotros mismos, y nuestro intento de controlar puede dominarnos rápidamente. Podemos volver a tener preocupaciones obsesivas, y percibimos que nuestro tiempo y energía se dirigen a anticipar problemas futuros. Con frecuencia, la aceptación de nuestras pérdidas llega en etapas. Probablemente nos sentiríamos abrumados si todo ocurriera al mismo tiempo, así como sería demasiado para la mayoría de nosotros tratar de entender el programa completo de una sola vez. De esta manera, el carácter cíclico o recurrente del dolor puede ser la forma en que nuestro Poder Superior nos protege para que no tengamos que encarar demasiado al mismo tiempo. El hecho de que vuelva a surgir una pérdida antigua no quiere decir que hayamos retrocedido. Sólo quiere decir que debemos afrontar otra faceta de nuestro dolor que tal vez no hayamos estado preparados para encararla hasta ahora.

Cuestionamos nuestra recuperación

Después de un cierto tiempo en recuperación, llega un momento en el que cuestionamos si el programa aún nos sirve. A lo mejor nos preguntemos por qué no nos sentimos más felices. Al final de cuentas, nos esforzamos en aceptar la situación, practicamos los Pasos y asistimos a reuniones. Nos preguntamos si la tristeza es lo único que hay para mostrar nuestros esfuerzos.

Estos sentimientos pueden ser espantosos y alarmantes. Quizás nuestro primer impulso sea descartarlos. No obstante, muchos hemos descubierto la importancia de respetar lo que nuestros sentimientos tratan de decirnos. El cuestionarse en realidad puede ser un punto decisivo de importancia en la recuperación. Nos puede enseñar acerca del destino al cual nos dirigimos, nos puede señalar si debemos ir más despacio, o nos puede impulsar a que cuidemos mejor de nosotros mismos. Así como un nadador de maratón debe flotar con el fin de descansar y recuperar energía, nosotros también necesitamos encontrar momentos para renovarnos. Puede ser que necesitemos hacer pausas mentales y emocionales de vez en cuando para volver a reunir o a centrar nuestra energía.

La experiencia nos ha demostrado a muchos que la recuperación no es un sendero recto y estrecho. Sin duda, tendremos que tomar desvíos inesperados pero necesarios a lo largo del camino. A medida que luchamos por confiar nuestra voluntad y nuestra vida al cuidado de un Poder Superior, tendremos muchas oportunidades de practicar el hacerlo así. Tal vez no sepamos siempre hacia dónde nos dirigimos en nuestra recuperación o en el dolor, pero podemos aprender a confiar en que se nos guía hacia un lugar mejor al que empezamos.

Dándonos tiempo para sufrir el dolor

El tiempo que cada uno de nosotros necesita para el dolor varía según cada persona. A lo mejor nos hayan dicho que el duelo por un ser querido es de un año, pero nos encontramos todavía de duelo tres años más tarde. No es necesario fijar plazos para el dolor, ni aceptar calendarios ajenos. Mientras que a una persona le es posible aplicar los Pasos y adquirir serenidad en cuestión de horas o minutos, a otra esto puede llevarle meses o años. Puede ser que debamos volver a aplicar la sabiduría de los Pasos y los lemas a nuestra situación en particular una y otra vez. Así como cada persona progresa a su ritmo y manera en Al-Anon, también cada quien encara el dolor de forma distinta. Una persona del programa guardó las pertenencias de su esposo en el garaje durante un año después de su muerte. El soltarle las riendas a su necesidad apremiante y el permitir que las pertenencias se quedaran en el garaje fue crucial en el proceso de su duelo. Su comprensión del programa le permitió guardar las pertenencias de su esposo todo el tiempo necesario. Después de haber pasado algún tiempo, pudo tomar decisiones con respecto a lo que debía guardar y lo que debía donar. No nos ayudamos en absoluto cuando comparamos nuestro dolor con el de otra gente. Si bien obtenemos esperanza de otras personas, es útil tener presente que no hay dos pérdidas semejantes y que nadie ha sufrido nuestra pérdida. Podemos confiar en que, sea cual sea el tiempo que nos lleve sufrir el dolor, será exactamente el que necesitamos.

"Poco a poco, acepté la sugerencia de Al-Anon de ponerme en contacto con mis sentimientos, y durante un tiempo me sentí

peor que nunca. Cuando empecé a ver lo que ganaba en lugar de lo que perdía, ya no me sentía tan mal; pero fue un proceso lento, más lento aún debido a mi renuencia a seguir las sugerencias de otros miembros." Hay momentos en que entregarnos por completo a nuestros sentimientos puede impedirnos el poder funcionar en la vida diaria. En esos momentos, una persona del programa decidió darse quince minutos para entregarse totalmente en su dolor. Después de esos quince minutos, soltaba las riendas y seguía adelante. Si le costaba soltar las riendas, se daba otros quince minutos y lo intentaba de nuevo. Esta práctica le permitía expresar todo lo que sentía sin dejar que los sentimientos la controlaran.

En Al-Anon aprendemos a no negar nuestros sentimientos. Podemos ser honestos con nosotros mismos y con otras personas acerca del estado de nuestro dolor. No es necesario fingir que todo está bien o que manejamos la situación a la perfección. Cuando se le preguntó a ella cómo estaba después del fallecimiento de su esposo, respondió: "No muy bien. Sin embargo, trato de hacer lo que tengo que hacer hasta que me canse". Pese a que algunos de nuestros familiares, amigos o compañeros de trabajo pueden preguntarse por qué estamos todavía de duelo, en Al-Anon no se juzga ni se precipita el proceso de duelo.

"Qué alivio poder llorar y no tener que preocuparme de que la gente piense que debería haberlo 'superado' ya. Mis amigos de Al-Anon me escucharon y me aceptaron tal como era."

Los miembros comparten su experiencia, fortaleza y esperanza: El dolor como un proceso

Cuando pienso en el dolor, pienso en la consciencia, la aceptación y la acción. A veces, los sentimientos de fastidio, irritación o ira constituyen una máscara para mi dolor. A menudo niego el dolor porque es muy penoso. Intento recordar que el actuar con enojo gritándole a mi hijo o culpando a mi cónyuge es más penoso a largo plazo que sentir el dolor. Trato de hacer una pausa cuando me enfado y me pregunto qué me está sucediendo en realidad.

Mi Madrina dice que lo que se resiste, persiste. Cuando decido desprenderme de mis sentimientos de dolor, estos vuelven a mí de diversas formas. La aceptación ayuda. Tratarme a mí misma como mi mejor amiga o como una niña pequeña que está sufriendo me permite aceptar el dolor. Cuando solicito ayuda, estoy actuando de la forma que más me conviene. Renuncio a mis sentimientos, me doy un fuerte abrazo y me pongo a llorar. Oro a mi Poder Superior o llamo a un amigo de Al-Anon. Si no estoy lista para darme por vencida, oro para obtener la voluntad de hacerlo. Mi Poder Superior me da el tiempo y el espacio para el duelo cuando esté preparada.

Durante años me sentí como que si llevara un enorme peso encima. Mi vida estaba totalmente descontrolada. Al final me di cuenta de que debía palpar los sentimientos de dolor y pérdida que había estado evadiendo. Tuve que dejar de tratar de ocultar y de mitigar el dolor emocional. Sabía que debía poner al día años de sentimientos. El buscar darle sentido a lo que estaba viviendo me condujo a las salas de Al-Anon, donde descubrí que la verdadera fuente de mi enorme dolor no era tanto las pérdidas que había sufrido sino más bien la manera en que había intentado encararlas al tratar de controlar a otras personas y acontecimientos.

Lo que me ha ayudado a sanar ha sido el palpar mis sentimientos, leer acerca de las pérdidas, compartir en reuniones y con amigos cercanos, ocuparme amablemente de mí misma y escribir un diario. Los lemas de Al-Anon han sido fundamentales para mi alivio. Los repito cada vez que me agobian los sentimientos, o cuando una situación me parece demasiado intolerable. Todavía guardo los recuerdos de las pérdidas, pero he sentido mucho alivio. He aprendido a no dejar que el temor de la pérdida asuma nunca más el control de mi vida. Le sigo confiando todo a Dios y practicando el programa, y mi vida sigue mejorando.

Preguntas para la reflexión y la meditación

- ¿Por qué estoy de duelo hoy?
- ¿He admitido mi incapacidad ante el dolor, o intento controlarlo?
- ¿Me doy el tiempo suficiente para sufrir el dolor sin preocuparme de la "duración"?
- ¿Cuándo fue la última vez que compartí mi dolor con un ser querido en quien confío, con mi Padrino o Madrina, con mi Poder Superior o en una reunión de Al-Anon?
- ¿Qué puedo hacer hoy para ser bondadoso conmigo mismo?

La convivencia con la enfermedad familiar del alcoholismo

"Cuando me arrastré hasta las salas de Al-Anon por primera vez, descubrí que los alcohólicos tenían tres opciones: instituciones, la muerte o la recuperación. Yo tenía las mismas opciones. Me decidí por la recuperación. No me gustaron las otras alternativas".

La convivencia con el alcoholismo puede sentirse como un estado de duelo constante. Nos hemos acostumbrado tanto a vivir con las pérdidas, que seguimos adelante sin tomar consciencia de su existencia. Cuando admitimos que nuestras vidas se han visto afectadas por el alcoholismo de alguien más, admitimos también nuestro dolor. Debido a que el alcoholismo es una enfermedad familiar, todos los miembros de la familia son afectados, no sólo el alcohólico. Cada persona reacciona a su manera en respuesta a ese entorno alcohólico. Uno puede intentar controlarlo mientras que alguien más hasta puede negar que haya un problema. Los demás se culpan a sí mismos.

Antes de Al-Anon, nos mantenemos ocupados buscando soluciones para el alcohólico. Cuando no logramos nada positivo, nos decimos que debemos empeñarnos más o intentar otra cosa. Tal vez pensemos que es nuestra culpa no haber convencido al alcohólico de abandonar la bebida. Si hubiéramos encontrado las palabras adecuadas en el momento preciso, expresadas en el tono de voz correcto, tal vez el alcohólico podría haber visto las cosas como nosotros queríamos. Desesperados por concretar nuestros sueños de una familia feliz, creemos que la respuesta es dedicar toda nuestra energía al problema. No comprendemos que en realidad estamos contribuyendo al problema cuando intentamos imponer soluciones.

En Al-Anon aprendemos que no causamos el alcoholismo en nuestras vidas, no lo podemos controlar y no lo podemos curar. Si intentamos imponer soluciones, recordemos "Hazlo con calma". Pese a que no podemos esperar que nuestras vidas sean siempre fáciles, este lema señala que las cosas no tienen por qué ser complicadas continuamente. "Hazlo con calma" nos recuerda ser amables con nosotros mismos. No tenemos que esforzarnos más o hacerlo mejor. Lo hemos intentado con firmeza durante mucho tiempo. Aunque no podamos cambiar al alcohólico, descubrimos que hay alguien que sí puede cambiar: nosotros mismos.

Una enfermedad de pérdidas

"Mi primer esposo murió de alcoholismo, pero no lamenté su muerte tanto como el fracaso de nuestra relación y de mis sueños de amor, mi felicidad y el 'hasta que la muerte nos separe' que nunca se hicieron realidad. Me lamenté con ira, resentimiento y los 'por qué a mí' durante años, sin comprender que la enfermedad del alcoholismo había sido el verdadero problema. Esta enfermedad puso fin a nuestra relación y a la vida de mi esposo."

Los efectos del alcoholismo penetran en nuestras relaciones y pueden complicar nuestro dolor. Estamos de duelo por nosotros mismos, por nuestros sueños y por nuestras familias. Si tenemos hijos pequeños, quizás ya estén sufriendo las consecuencias de criarse en un hogar afectado por el alcoholismo. Aunque los hijos ya no convivan con el alcoholismo activo, sus vidas seguirán siendo afectadas. A lo mejor se aíslen, se echen la culpa, tengan problemas escolares o se comporten de manera negativa. Puede ser que nuestros hijos mayores también lleven el peso doloroso de la enfermedad familiar hasta su edad adulta. Las mismas características que en una época los ayudaron a sobrevivir pueden, posteriormente, provocar problemas en las relaciones con familiares, amigos y compañeros de trabajo. Podría ser que se les haga difícil la toma de decisiones. Podría ser que tengan que luchar con el temor y la angustia o que tengan dificultad en mantener relaciones íntimas. A menudo se casan con personas alcohólicas o se convierten en alcohólicos.

La convivencia diaria con el alcoholismo perjudica nuestra autoestima. Cuando llegamos a Al-Anon, nos sentimos perdidos. Es admirable ser considerado con otros y prestar atención a sus necesidades, pero no a expensas de nuestro propio bienestar. Poco a poco, tal vez hayamos descuidado nuestras necesidades dando todo nuestro amor, atención y cariño a otros. No estamos seguros de cómo llegamos a esta situación.

"Reconocí que no sólo había perdido el control que creía tener, sino que me había perdido a mí misma. Con mi comportamiento, alimentaba la adicción que quería eliminar. Al-Anon me ayudó a considerar la parte que me correspondía en la pesadilla que estaba viviendo y me dio

los instrumentos que permitieron despertarme y comenzar a vivir la vida con sus condiciones, no con las mías. Hoy, puedo mirarme al espejo y saber que estoy recuperando lo que perdí en una época: a mí misma".

Cambios en la dinámica de nuestras relaciones

En Al-Anon aprendemos a fijar límites, a decir sí cuando realmente queremos decir sí, y no cuando realmente es no. Ya no nos entregamos a otros por obligación, control o temor, sino porque queremos hacerlo. Una vez que comenzamos a atendernos mejor a nosotros mismos, podemos empezar a entregarnos a otros de forma más saludable.

Reconocer la parte que nos corresponde en la relación alcohólica es un elemento crucial de nuestra recuperación. Antes de introducir cambios positivos, debemos primero ser conscientes de la dinámica de la relación y del papel que hemos estado desempeñando. Tal vez fuimos propiciadores que rescatamos al alcohólico o que ofrecimos excusas por él; o tal vez nos hayamos considerado víctimas, incapaces de cambiar nuestras circunstancias. Nuestro papel quizás fue el de aceptar toda la culpa por la bebida o el mal comportamiento del alcohólico, pidiendo disculpas por todos los errores. Parte de nuestra conducta hizo que la situación empeorara.

Examinamos el papel que nos corresponde en la enfermedad familiar, no para culparnos, sino más bien para profundizar nuestra comprensión y compasión de lo que queremos cambiar. No podemos deshacernos de nuestros antiguos hábitos sin esa comprensión. En lugar de seguir que somos responsables de otros, empezamos a asumir la responsabilidad de nosotros mismos y de nuestras acciones. Hicimos lo que pudimos en su momento con los recursos disponibles, pero ahora que hemos tomado consciencia, vemos otra salida. Al aplicar los principios del programa a nuestras vidas diarias, empezamos a responder a situaciones de una manera diferente de la que usábamos en el pasado. Abandonamos toda ilusión de control y la idea de que podemos cambiar al alcohólico o imponer la sobriedad.

Cuando comenzamos a cambiar, también lo hacen nuestras relaciones, no sólo con el alcohólico sino con todos los que nos rodean. En cualquier relación, cuando cambia una persona, se modifica toda la relación. Así como nosotros hemos sido afectados por la enfermedad familiar del alcoholismo, los que nos rodean se verán afectados por nuestra recuperación al iniciarse el alivio. Aunque deseemos un cambio en la relación, ese cambio puede constituir una pérdida.

No todo el mundo acogerá los cambios en nosotros con beneplácito; a veces ni siquiera nosotros mismos. Puede ser que recordemos cómo solían ser las cosas y tal vez hasta tratemos de convencernos de que no eran tan malas antes de la recuperación. En ese momento se puede dar un período transitorio de trastornos o una crisis más seria. Eso no quiere decir que debamos retroceder a la forma en que eran las cosas, aunque probablemente sintamos la presión de hacerlo. Los cambios positivos no siempre se sienten bien al inicio. En esos días en que el retroceso parece ser la salida más fácil, podemos confiar en que nuestro Poder Superior nos ha guiado hasta este momento de nuestras vidas, y en que estamos precisamente donde debemos estar.

Nos enfrentamos a la incertidumbre y a las crisis

Cuando se vive en medio del alcoholismo activo, a veces la vida pareciera ser nada más que una crisis tras otra. De hecho, nos podemos acostumbrar tanto a vivir en ese entorno de crisis, que nos sentimos incómodos si no hay caos a nuestro alrededor. Cuando encaramos una crisis o una situación traumática, muchos desarrollamos la habilidad de reprimir nuestros sentimientos. Con frecuencia lo que sentimos pasa a un segundo plano durante la crisis. Puede ser que poco a poco hayamos perdido el contacto con la capacidad de aceptar nuestros sentimientos. Un primer impulso tal vez sea reaccionar de inmediato en lugar de hacer una pausa para considerar nuestras opciones. Podríamos inclinarnos a percibir pequeños incidentes como si fueran grandes catástrofes.

A medida que aumentamos nuestra comprensión, en las reuniones de Al-Anon aprendemos a responder de una manera distinta a la que lo hacíamos en el pasado. Podemos dedicarnos un rato a considerar nuestros sentimientos, incluso durante una crisis. Nuestro lema "Piensa" nos recuerda que son pocas las situaciones que requieren una respuesta inmediata de nuestra parte. Podemos darnos algo de tiempo, aunque sólo sean unos minutos, para reflexionar sobre la forma en que queremos encarar la situación. En lugar de reaccionar basándonos en viejos hábitos, nos damos cuenta de que al examinar nuestros sentimientos estamos mejor preparados para cualquier crisis que surja en nuestro camino. Cuando nos detenemos a "Pensar" antes de actuar, es más factible que tomemos decisiones que nos beneficien de una mejor manera.

Si las cosas parecen derrumbarse en casa, por lo menos podemos asistir a una reunión en donde podemos estar en un lugar de paz, rodeados del consuelo y del apoyo amable de otros miembros. Tan sólo el acto de ir a una reunión puede ser un acto de cuidado propio, y el tiempo que le dediquemos a nuestro propio ser puede resultar en grandes beneficios.

"Día tras día, semana tras semana, voy descubriendo trocitos de serenidad que fueron difíciles de encontrar durante tantos años. Con el tiempo, confío en que dichos trocitos crezcan al aplicar los principios de Al-Anon en mi vida. He visto y he aprendido lo suficiente como para creer que este programa me lleve a donde se supone que debo ir, que me libere de la infelicidad y que me devuelva el amor hacia la vida."

Después de admitir nuestra incapacidad en el Primer Paso, llegamos a prepararnos para permitir que un Poder Superior intervenga a favor de nosotros. Al practicar el Segundo Paso, llegamos a creer que un Poder superior a nosotros puede devolvernos el sano juicio. Estos Pasos nos ofrecen esperanza aun en medio de la desesperación.

Sea cual fuere nuestra definición de Poder Superior, lo que la mayoría de nosotros tenemos en común es el deseo de una vida más serena; algo que puede tener significados distintos para cada uno de nosotros. Para algunos, podría significar dejar de lado lo que acostumbramos a hacer y aprender a responder de forma diferente a nuestros familiares alcohólicos. Para otros, podría significar asumir el compromiso de ocuparnos mejor de nosotros mismos y de fomentar relaciones más sanas con gente que nos quiere y nos acepta tal como somos. Cuando encaramos la crisis siguiente, nuestra decisión de responder de manera diferente puede provocarnos inseguridad. Si centramos nuestra atención en cuidar de nosotros mismos, ¿quién cuidará de los demás? Podemos tener presente que al llevar a la práctica cualquier comportamiento nuevo, podemos sentirnos indecisos al comienzo; pero en cuanto más lo practiquemos, más fácil se hace. Al final nos damos cuenta de que en realidad no controlábamos a ninguna otra persona.

Saliendo del caos

Algunos estamos tan acostumbrados a vivir en caos, que es difícil imaginarnos vivir si él. Así como el alcohólico llega a depender del alcohol, nosotros podemos llegar a depender del caos. Hasta ahora, no hemos tenido mucha experiencia con la serenidad. Aunque las cosas marchen bien, puede ser que inconscientemente busquemos la manera de sabotearnos mediante la creación de una crisis. Si sentimos aunque sea con un poco de tranquilidad, quizás temamos que eso sea la calma que precede a la tempestad. Nos preocupamos de antemano de que algo esté por salir mal. Aunque esto no nos haga sentirnos bien, nos resulta conocido y cómodo. Lo último que nos pudiera pasar es estar desprevenidos y sin preparación. El centrar constantemente la atención en situaciones de crisis, ya sean reales, de antemano o imaginarias, nos impide centrar en última instancia la atención en nosotros mismos.

La única forma en que algunos de nosotros logramos llamar la atención de nuestros familiares o de nuestros amigos fue cuando estuvimos en medio de una crisis, lo que puede haber reforzado la idea de que sólo merecíamos consuelo cuando estábamos emocionalmente destrozados. A lo mejor estos constantes encuentros con la crisis y el caos haya sido lo que nos condujo a las salas Al-Anon. Muchos llegamos allí sintiéndonos mental, emocional, física y espiritualmente exhaustos. Quizás sintamos que Al-Anon sea nuestro último recurso; pero es aquí donde aprendemos que no tenemos que esperar hasta estar completamente agotados o hartos para prestarnos la atención que merecemos.

Si nos avergüenza el caos de nuestras vidas, puede ser que se nos haga difícil compartir con los demás la situación que estamos atravesando, en particular con los más allegados. No toda la gente que forma parte de nuestra vida estará familiarizada con los efectos del alcoholismo. Quienes nos rodean a lo mejor se pregunten por qué no hacemos algo más drástico para cambiar nuestras circunstancias. En Al-Anon sentimos el alivio de que otros pueden escuchar nuestro dolor sin dar consejos.

Nuestra relación con un Padrino o una Madrina también puede ser sumamente útil a medida que aprendemos a centrar la atención en nosotros mismos. Nuestro Padrino o nuestra Madrina es alguien que se ha comprometido a acompañarnos en nuestro viaje hacia la recuperación, alguien que nos ayuda mientras aprendemos a aplicar los principios del programa a nuestras vidas. Esta relación de persona a persona basada en el respeto mutuo nos permite compartir nuestras historias y luchas personales de una manera más minuciosa.

La oración y la meditación han salvado a muchos de la obsesión y de la preocupación que se deriva de una crisis. En medio del caos, puede ser difícil hacer una pausa y tomarse el tiempo para meditar. Una sencilla oración que nos ha ayudado a muchos es la Oración de la Serenidad. Esta es fácil de memorizar, y el repetirla puede causar un efecto tranquilizante, en especial si estamos en medio de una crisis:

Dios, concédeme la serenidad
para aceptar las cosas que no puedo cambiar,
valor para cambiar aquéllas que puedo,
y sabiduría para reconocer la diferencia.

En esta sencilla oración, lo primero que le pedimos a nuestro Poder Superior es el don de la serenidad. No pedimos que cambie nuestra situación, sino más bien la capacidad de cambiar la manera en que *nosotros* respondemos a la situación. Esta petición indica cuánto deseamos nuestra tranquilidad y que nuestro Poder Superior nos muestre otra forma de responder. Al tomar el tiempo para rezar esta oración, le permitimos a nuestra mente centrar la atención en algo más, aunque sea tan sólo por un momento. Es posible alcanzar la serenidad, aun en medio del caos. No tenemos que vivir en una situación de vigilancia constante. Con la ayuda de Al-Anon, hoy tenemos una alternativa.

La convivencia con una enfermedad crónica debido al alcoholismo

El alcoholismo es una enfermedad de tres facetas: física, emocional y espiritual. El abuso del alcohol por mucho tiempo puede causarle daños al alcohólico y provocar enfermedades crónicas; pero la enfermedad crónica debida a un alcoholismo prolongado no sólo afecta al alcohólico activo. Quienes han estado sobrios durante años también pueden verse afectados. Aun antes de que la enfermedad de nuestro ser querido fuera una realidad, a muchos nos aterrorizaba el día en que nos comunicaran esa noticia. Una crisis en la salud podría servirle de llamada de atención al alcohólico y a menudo ser el motivo de búsqueda de la recuperación. En otros casos, los profesionales de la salud le han advertido en forma constante a nuestro ser querido sobre los posibles problemas de salud, pero lo único que ha hecho es ignorar o negar esas advertencias.

Nos duele ver que nuestro ser querido sigue bebiendo pese a esas advertencias de posibles enfermedades o hasta de muerte. Nos preocupa a diario la salud del ser querido, y tenemos la impresión de ser testigos de un suicidio lento. Se nos hace difícil dejar de pensar en el daño que pudiera surgir mañana o en lo que deberemos hacer si el ser querido sufre una enfermedad física. Algunos quizás nos hayamos hecho la promesa de irnos de casa si la bebida se volviera insoportable; pero si nuestro ser querido se enferma, puede ser que no queramos irnos o que sintamos que no podemos hacerlo.

No todos contamos con una red de apoyo hasta que llegamos a Al-Anon. El cuidado constante del alcohólico puede habernos dejado muy poco tiempo para fomentar las relaciones con parientes o amigos. Al encarar el inicio de una enfermedad, es posible pensar que no tenemos a quién recurrir. Al-Anon nos brinda el apoyo y el estímulo que nos ha hecho falta en nuestras vidas. *"Me sentí como en casa en Al-Anon desde el principio. Contar con un lugar en el que me apoyaban era una experiencia nueva. Me sentía como envuelta en una manta cálida y reconfortante. Me sorprendió saber que los demás miembros eran como yo."* Como le prestamos tanta atención al alcohólico, a lo mejor dejamos muy poca o no nos dejamos ninguna para nosotros. El control constante hacia otras personas puede hacer que nos enfermemos. Sin quererlo, comenzamos a descuidar nuestras necesidades básicas, tales como comer en forma adecuada, hacer ejercicio, disfrutar de momentos de soledad y participar en actividades que disfrutamos. En Al-Anon aprendemos que nos merecemos la misma calidad de vida que les ofrecemos a los demás.

Si nos encargamos de un ser querido que es enfermo crónico, a diario debemos de tener presente que también tenemos que ocuparnos de nosotros mismos. Asistir a reuniones adicionales, tomar una noche libre para nosotros o reunirnos para tomar café con nuestro Padrino o Madrina, o con un amigo de Al-Anon, son sólo algunas de las formas en que podemos obtener estímulo y apoyo. Cuando no podemos asistir a una reunión o hablar con nuestro Padrino o Madrina, podemos recurrir a nuestras publicaciones, las cuales siempre están a nuestra disposición. Tal vez nos sorprenda el darnos cuenta de que el leer una o dos páginas nos puede ayudar a sentirnos menos solos. Aunque una enfermedad crónica siga acompañándonos a diario, podemos tener presente que el programa de Al-Anon también es nuestro compañero.

Prever el dolor

Anticipar la próxima desgracia es bastante común para los que convivimos o hemos convivido con el alcoholismo. Tememos recibir una llamada telefónica a mitad de la noche anunciando que nuestro ser querido ha sufrido un accidente de auto. O nos preocupamos por un posible ataque violento de ira del alcohólico al regresar a casa. Nos puede pasar toda clase de escenas trágicas por la cabeza durante cualquier día. Tal vez tengamos miedo de que la bebida continúe, lo que es causa de aflicción y pena para nosotros. Vivir con el temor de lo que pueda pasar puede causar problemas emocionales. Invade nuestras mentes y nos impide avanzar. Puede ser que veamos a nuestro ser querido sufrir una muerte lenta ante nuestros ojos. Aunque el ser querido alcance la sobriedad, tal vez nos sorprendamos al darnos cuenta de que la nuestra angustia y temor no nos han abandonado. Nuestras preocupaciones anteriores son reemplazadas por resentimientos no resueltos y nuevos temores de que el alcohólico recaiga.

"Mantenlo simple" nos recuerda considerar lo que en realidad está sucediendo, en lugar de lo que podría suceder. A veces, una crisis auténtica exigirá nuestra atención y nos obligará a actuar de inmediato. Casi siempre podemos deshacernos de nuestra sensación de urgencia. Respiramos profundamente, le pedimos orientación a nuestro Poder Superior y decidimos con calma sobre el paso siguiente.

El temor es un instinto que a menudo nos alerta en caso de peligro. En Al-Anon aprendemos a vivir el momento y a soltar las riendas a nuestros temores acerca del futuro. Antes de poder hacerlo, debemos reconocer cómo nos ha afectado nuestra forma de vida anterior. Puede ser que el anticipar posibles desgracias nos haya ayudado a sobrevivir a muchos de nosotros. Permanecer alerta a nuestro entorno y al estado de ánimo del alcohólico bien puede habernos protegido de situaciones peligrosas.

El anticipar continuamente el siguiente episodio de violencia hace difícil que encontremos tiempo para reflexionar sobre las opciones. Algunos hemos descubierto que estar un tiempo alejados del alcohólico nos ha ayudado a distinguir cuáles pasos debemos seguir para tratar de mejorar nuestras vidas. Si convivimos con la violencia, tal vez necesitemos ayuda profesional o tomemos decisiones inmediatas para garantizar nuestro bienestar y la seguridad de nuestros hijos. No hay motivo para tolerar la conducta abusiva. En caso necesario, podemos irnos. Sea cual fuere la decisión, Al-Anon estará a nuestro lado para apoyarnos. Muchos nos hemos dado cuenta de que al aplicar los principios de Al-Anon, se nos presentan soluciones que no hubiéramos podido tomar solos, por más que nos hubiésemos puesto a pensar.

Una vez que tomamos consciencia de nuestra tendencia al temor y la preocupación, comenzamos a adoptar las medidas necesarias para cambiar de actitud. En el Cuarto Paso, hacemos "un sincero y minucioso examen de consciencia". Cuando aplicamos este Paso a nuestro temor y preocupación, obtenemos elementos de comprensión que de otra manera se quedarían sin analizar. En este Paso, podemos reflexionar sobre lo que podría impedirnos soltar las riendas a nuestra angustia. Podemos darles gracias a nuestros temores por habernos protegido y le rogamos a nuestro Poder Superior que los elimine.

Como muchos podemos afirmar, entregarnos a la tensión, a la angustia y a la preocupación no hace que nuestras vidas sean más fáciles. "Un día a la vez" nos recuerda que podemos hacerle frente a casi todas las situaciones que se presenten en un período de veinticuatro horas. Es especialmente útil poner en práctica este lema a medida que luchamos por controlar el temor y la preocupación. Si pensamos en que cualquier esfuerzo nos tomará para siempre, este parecerá ser insuperable; no obstante, "Sólo por hoy" podemos encarar casi todo lo que se nos presente.

La calidad de nuestra recuperación depende mucho de un cambio de actitudes. Puede ser que los alcohólicos que forman parte de nuestra vida alcancen o no la sobriedad. A lo mejor sigan bebiendo a pesar de su decadente salud y a pesar de nuestros intentos de convencerlos para que cambien; pero no tenemos que darnos por vencido. Al-Anon nos recuerda que efectivamente tenemos opciones, aunque parezca que no las tenemos. Aun cuando no podamos eliminar nuestros temores por completo, no debemos permitir que nos controlen. Ya no tenemos que someternos a una vida llena de temor, aprensión y angustia.

El don del desprendimiento

En Al-Anon escuchamos hablar bastante sobre el desprendimiento con amor; sin embargo, puede que esto nos sea particularmente difícil de practicar cuando estamos ante una sensación de pérdida. Quizás estemos tan acostumbrados a ejercer nuestra voluntad y energía al tratar de mejorar las cosas, que ahora nos da la impresión de que se nos pide que no hagamos nada o que dejemos de preocuparnos. Puede ser útil recordar que cuando nos desprendemos, le confiamos a nuestro Poder Superior esa persona, lugar o cosa que no podemos controlar y, sobre todo, cuyo control nunca tuvimos.

Desprenderse puede significar simplemente hacer una pausa para decidir cómo queremos responder en lugar de reaccionar de inmediato. Quizás signifique que no debemos tomar de manera personal todo lo que el alcohólico diga o haga. Desprenderse con amor significa que podemos aborrecer la enfermedad del alcoholismo y aun así sentir compasión por el alcohólico. Podemos hacerles saber que los queremos aunque no nos gusten sus acciones.

"Suelta las riendas y entrégaselas a Dios" nos puede ayudar a medida que empezamos a practicar el desprendimiento con amor. Admitir que somos incapaces no significa que somos inútiles. Aún podemos actuar de manera positiva al orar por el alcohólico y por nosotros mismos, al respetarnos y al fijar límites. Desprenderse con amor no quiere decir que dejemos de amar al alcohólico ni tampoco implica pasividad de parte nuestra; por el contrario, el desprendimiento es un poderoso acto de amor: hacia nosotros y hacia el alcohólico.

"Puse a mi esposo en las manos de Dios, donde tiene más posibilidades de una vida sobria".

Los miembros comparten su experiencia, fortaleza y esperanza: La convivencia con la enfermedad familiar del alcoholismo

Entré a mi primera reunión de Al-Anon porque estaba aterrada de pensar que mi cónyuge pudiera morir de alcoholismo. No podía dormir por las noches a causa de ideas y sueños obsesivos relacionados con eso. El dolor me acosaba en cualquier momento del día, y de repente me ponía a llorar. Todo esto me preocupaba, pues siempre había sido una persona feliz y positiva. Debido a la enfermedad, empecé a volverme negativa y me aislaba. No quería tener amigos ni quería hablar con nadie. Al-Anon cambió mi vida. Cuando compartí mis temores acerca de la muerte de mi cónyuge alcohólico, la gente me escuchó. Al poco tiempo descubrí que ya no tenía nada que decir sobre mis temores. Empecé a escuchar a otros. La gente se veía feliz, y se oían risas en las reuniones, así que seguí viniendo. Comencé a aplicar el programa y a pedirle ayuda a mi Poder Superior. Al final, la ira y el temor de perder a mi cónyuge se esfumaron. Mi lema preferido es "Suelta las riendas y entrégaselas a Dios". Este me ayuda a centrar la atención en mí misma y a ocuparme de mis propios asuntos. En cuanto a mis sentimientos de pérdida, ahora sé que los puedo tener, pero también puedo seguir viviendo.

Vine a Al-Anon para tratar de impedir que mi madre se muriera de beber. Como era el mayor y el único hijo varón, tenía un gran sentido de responsabilidad por ella. Por la gracia de mi Poder Superior y con la ayuda del programa, cuando ella ya murió, tenía yo veinte años de estar en Al- Anon. Ninguno de los dos nos sentíamos igual que cuando empecé a asistir. Los últimos años de la enfermedad de mamá fueron sobrios pero con problemas de salud, muchos de ellos causados o empeorados por sus años de alcoholismo. Fui el encargado principal de cuidarla. Por fortuna, en esa época sabía la diferencia entre cuidar y tener a cargo. Sin embargo, a veces mi responsabilidad se me dificultaba. ¿Por qué era el único con quien se podía contar la mayor parte del tiempo? ¿Por qué mis hermanas no compartían la responsabilidad que les correspondía? ¿No debería cuidar de mí mismo en lugar de cuidar de mamá otra vez, como lo había hecho en mi niñez durante sus años de alcoholismo?

Al final llegué a la conclusión de que cuidarla era *mi decisión*. No importaba que nadie más lo hiciera porque, cuando lo pensaba, yo sabía que quería estar allí con ella. El cuidar de ella (durante su convalecencia en casa, las visitas al hospital, y los primeros días en que regresó a la casa a restablecerse), fue también una forma de entrega a mi propio ser. Sabía que en algún momento llegaría el día en que daría cualquier cosa en el mundo por disfrutar siquiera un minuto más con ella, y que entonces sería imposible.

El haberme entregado durante ese tiempo a mi madre fue un don precioso que ahora recuerdo con gratitud y amor. Gracias a Al-Anon, pude prestarle atención a mi desesperación y a mi frustración cuando me agotaba el cuidado de mamá, y hacía pausas breves en cuanto pudiera; pero también pude disfrutar, "Un día a la vez", cada momento que aún pasé con ella. En conclusión, no me arrepiento de nada, porque sé que en mis acciones fui honesto conmigo mismo así como con mi mamá.

Cuando mi esposo ingresó a un programa de tratamiento, supe lo que era vivir sola por primera vez en veintisiete años. Todo me parecía mucho más difícil: pasear el perro yo sola, pagar las cuentas, cortar el césped. Siempre me había considerado una mujer eficiente, pero estas tareas comunes me hacían sentir incompetente e insegura. Temía que si no regresaba del paseo, nadie notaría mi ausencia. Cuando pagaba las cuentas, me sentía abrumada de ver la cantidad de dinero que se gastaba por mes. Un día, después de varios intentos fallidos de arrancar la cortadora de césped, permanecí en el garaje reprimiendo lágrimas de frustración. Entonces supe que debía solicitar ayuda.

Cuando mi esposo regresó a casa, era un hombre diferente (muy frágil y angustiado), y me di cuenta de que nuestra relación tendría que cambiar. Me preocupaba que lo agobiara aún más con mis problemas. Me dijo entonces que en el centro de tratamiento había sustituido la bebida por el cigarrillo. Me sentí conmocionada y aterrada. Él había dejado de fumar hacía quince años, cuando el médico le dijo que no viviría hasta los cincuenta si continuaba fumando. Una vez más me sentí angustiada por su decisión.

En Al-Anon aprendí a vivir el día de hoy. A diario tengo presente que debo sentirme agradecida por la buena vida que llevo. Tengo un esposo sobrio que me quiere, y cuento con el día de hoy, el cual será bueno en la medida en que yo decida hacerlo. Si me oculto en esos lugares oscuros de temor y aprensión, me pierdo las oportunidades de gozar de alegría.

––––––––––––––––––––––––

Mi dolor y mi pérdida comenzaron cuando mi esposo se convirtió completamente en un alcohólico activo, tres años antes de su muerte. Sentí la pérdida de no poder hacer cosas amenas juntos y de la forma de vida que llevábamos. El sentirme culpable de todo, especialmente de "impulsarlo a que él bebiera", se transformó en locura. ¿Qué podía hacer para superarla? Mi hijo mayor me persuadió para que fuera a Al-Anon. ¡Qué gran despertar que tuve! Me di cuenta de que no fui yo quien causó el alcoholismo de mi esposo. Él estaba muy enfermo, y yo no podía ni ayudarlo ni curarlo. Con la ayuda de Al-Anon, me volví a sentir feliz un poco. Descubrí que no estaba sola en esta triste situación. Mi esposo murió de un ataque cardiaco fulminante mientras yo paseaba al perro. Fue difícil para mí, pero, con Al-Anon, lo pude superar. Ahora recuerdo los momentos felices que pasamos juntos, y sé que mi esposo está en un mejor lugar.

––––––––––––––––––––––––

Cuando llegué a Al-Anon, ya había perdido la mayor parte de lo que tenía más cerca y mi corazón más apreciaba. El alcoholismo de mi esposa había empeorado. Ella había estado en rehabilitación varias veces y volvía a recaer. Yo no le encontraba salida a la situación; creía que yo no era parte de este caos y pensaba que no necesitaba ayuda con lo que sentía que era problema de ella. No me podía dar cuenta de lo enfermo que estaba: lleno de angustia y resentimiento. Cuando mi esposa decidió asistir a un programa de rehabilitación fuera de la ciudad, pensé que mis problemas se terminarían. Después de su partida, experimenté una enorme sensación de pérdida. No estaba seguro de que ella volviera, y no había nadie de quien ocuparme. Pasé tantos años centrando la atención en salvarla, que hasta perdí la noción de mí mismo. Poco tiempo después, mi madre se suicidó. También había luchado contra el alcoholismo, pero eso llegó a ser demasiado para ella. La pérdida fue mayor de lo que me pude haber imaginado. No tenía respuestas.

Entonces recordé que mi esposa me había sugerido en varias ocasiones que fuera a Al-Anon. Al final me rendí y fui a la primera reunión, con aprensión pero dispuesto a escuchar. ¡Qué sorpresa! La gente se reía y disfrutaba, algunos con problemas aún peores que los míos. Asumí el compromiso de intentar seis reuniones, y desde entonces he estado asistiendo. A medida que empecé a leer las publicaciones y a hablar con otros miembros, comencé a darme cuenta de que no era responsable del alcoholismo de mi esposa. Ella tenía su propio Poder Superior y su propio camino.

Lo que me mantuvo sensato y me hizo volver durante ese primer año fue: "Progreso, no perfección". Solía pensar que siempre debía ser perfecto, pero en Al-Anon nadie esperaba la perfección de mi parte. Hoy recurro a mi Poder Superior, al reconocer que ya no estoy a cargo. Tengo un Padrino y aplico los Pasos de la mejor manera posible. Mi vida ha mejorado y mi esposa ha vuelto. Actualmente en nuestra casa nos recuperamos. Hace tres años no me hubiera podido imaginar que llegaría a donde me encuentro hoy. La agradezco a Al-Anon y a mi Poder Superior por eso. Perdí a mi madre por esta enfermedad, y casi pierdo a mi esposa; no obstante, he logrado la paz espiritual y la serenidad.

Preguntas para la reflexión y la meditación

• ¿Todavía centro mi atención en ayudar al alcohólico de mi vida, impidiendo así centrarme en mi propia recuperación?

• ¿Si estoy al cuidado de un alcohólico en condiciones crónicas, cuáles son mis necesidades y cómo las satisfago?

• ¿Si hoy sufriera una verdadera crisis en mi vida, qué instrumentos de Al-Anon podrían ayudarme a encararla de forma constructiva?

• ¿De qué manera he creado o contribuido a una situación de crisis?

• Si hay una pérdida en particular que temo que suceda en el futuro, ¿por qué esta posible pérdida me llama la atención sobremanera?

La pérdida de los sueños

"Lo que he perdido es principalmente la ilusión de lo que creía que sería la vida".

Todos tenemos sueños, esperanzas y planes para el futuro. Uno de los efectos devastadores del alcoholismo es la frustración de esos sueños y de las vidas que esperábamos llevar. Tal vez hayamos deseado una vida larga y feliz con nuestro cónyuge o pareja, y de repente ese sueño se hizo trizas. Muchos carecimos de una vida familiar feliz y nuestros hijos pueden haber crecido en medio del caos y aún de la violencia. La ira reprimida, los resentimientos o los recuerdos de maltrato pueden dividir a nuestras familias y amistades. El alcoholismo nos puede robar los sueños, y la magnitud de esas pérdidas puede afectar todos los aspectos de nuestras vidas.

Las pérdidas derivadas de la convivencia con el alcoholismo a menudo suceden poco a poco y pueden ser distintas a nuestras otras experiencias de dolor. Al inicio, puede ser que las pérdidas no se vean con claridad. Nos sentimos tan confusos por el carácter dual de la convivencia con el alcohólico que, a veces, no sabemos qué pensar.

"La relación que tenía con mi esposo, cuando estaba sobrio, era afectuosa, amable y llena de buenos recuerdos de momentos compartidos. La relación que tenía con mi esposo, cuando se encontraba bajo la influencia del alcohol, era enfermiza y cruel".

En el pasado, cuando las cosas no salían como queríamos, nos decíamos que debíamos esforzarnos más o hacerlo mejor. Todavía no nos habíamos dado cuenta de que nuestros esfuerzos por controlar nos causaban más dolor. De hecho, muchos nos sorprendemos al ver que los intentos de cambiar al alcohólico contribuían al problema y no a la solución. Al tratar de que las cosas fueran como queríamos, no le dábamos margen a nuestro Poder Superior para que actuara en nuestras vidas. Durante mucho tiempo esperamos que mejorara la vida con el alcohólico, pero intentar resolver los problemas solos nos hacía sentir aislados y agotados.

Venimos a Al-Anon porque aun deseamos una forma mejor de vida. Como una persona del programa llegó a comprender: "Hoy no me puedo dar el lujo de pensar en lo que pudo haber sido". Pese a nuestras decepciones, con el tiempo, podemos comenzar a construir sueños nuevos. Si bien no podemos tener las familias que esperábamos, descubrimos que tenemos la capacidad de cambiar nuestras propias vidas... a partir de hoy.

El dolor por lo perdido, el duelo por lo que no fue

Cuando llegamos a Al-Anon, muchos nos cuestionamos lo que ha pasado en nuestras vidas. Nos aferramos a esperanzas y sueños pasados o a los recuerdos del alcohólico antes de comenzar a beber. Nos sentimos renuentes a aceptar nuestras pérdidas porque tememos que el dolor nos consuma si lo reconocemos. Tal vez no hayamos tenido la relación deseada ni sido tratados como esperábamos o queríamos. Para encarar el dolor, hemos creado la fantasía de una familia perfecta, una niñez perfecta, una relación perfecta o una vida perfecta.

Existe un equilibrio delicado entre evitar el dolor y darnos tiempo para encararlo. No queremos soslayar el dolor ni tampoco obligarnos a enfrentarlo antes de estar listos. Así como un niño necesita el consuelo de una manta cálida, nosotros necesitamos aferrarnos a nuestros sueños hasta estar listos para encarar la vida sin ellos. No desgarramos la manta ni rezongamos al niño por necesitarla. Confiamos en que el niño la dejará cuando se sienta seguro. Podemos permitirnos la misma compasión y comprensión, y confiamos en que estaremos preparados para abordar nuestras pérdidas cuando haya llegado el momento apropiado.

"En una reunión oí decir: 'La respuesta al dolor está en el dolor,' y decidí deshacerme del control y permitir que el dolor y mi Poder Superior me condujeran a dónde tenía que ir".

Cuando llegamos a este momento de liberación, empezamos a ver a otros tal como son en lugar de cómo deseamos que sean. Aceptamos al mismo tiempo un profundo sentimiento de pérdida. Muchos no tuvimos la vida que esperábamos pero obsesionarnos por lo que consideramos las injusticias de la vida sólo nos provocará más infelicidad. Al final, aceptamos lo que es aunque no sea lo que nos gustaría que fuera.

"En Al-Anon, nadie trató de devolverme los sueños perdidos. Por milagro me di cuenta de que si bien no podía cambiar

*mi historia familiar, tenía la fortaleza y el apoyo del
programa, lo que me permitía construir una nueva vida
más rica que la que había planeado o soñado".*

El duelo por nuestros hijos

La mayoría de los padres desea que sus hijos crezcan en un hogar
tranquilo, enriquecedor y afectuoso; pero, con frecuencia, aunque
tengamos las mejores intenciones de crear este tipo de medio, no
podemos impedir que nuestros hijos se vean afectados por la enfermedad del alcoholismo. Podemos tratar de ser padre y madre para
compensar el desinterés del alcohólico o su incapacidad de estar
emocional o físicamente presente en las vidas de nuestros hijos.
Pensamos que quizás si lo intentáramos con el mayor empeño,
podríamos salvar a nuestros hijos. Hoy quizás padezcamos de
un sentimiento abrumador de culpa y remordimiento por nuestra incapacidad de protegerlos del alcohólico. ¿Por qué nuestros
esfuerzos no rindieron sus frutos?, nos ponemos a pensar.

Las peleas, la violencia y la inestabilidad en muchos hogares
alcohólicos pueden afectar a nuestros hijos a lo largo de toda su
vida. Ellos pueden haber presenciado cosas que nunca nos hubiéramos imaginado, y nuestros sueños de criarlos en un medio sano
y seguro no se concretaron. Algunos dependemos de nuestros
hijos para obtener el apoyo emocional y el consuelo que anhelamos
obtener de nuestro cónyuge alcohólico. Ahora que comprendemos
que esa no era su tarea, nos gustaría volver atrás y hacer las cosas
de manera distinta.

La compasión por nosotros mismos es crítica al examinar este
aspecto doloroso del pasado. Muchos hicimos todo lo posible
con los conocimientos y recursos que teníamos en esa época.
Mediante nuestra nueva comprensión, podemos optar por centrar la atención en aquello que podemos hacer de forma distinta
hoy. Si seguimos conviviendo con la violencia, podemos decidir
el camino a seguir para proteger a nuestros hijos y garantizar su
seguridad y la nuestra. Si nuestros hijos adultos apenas comienzan
a aceptar los efectos de haberse criado en un hogar alcohólico,

pueden pedirnos explicaciones sobre nuestro papel y pedirnos que revivamos momentos penosos de su niñez. Pese a que este puede ser un momento difícil para nosotros, hacemos lo que podemos para brindarles apoyo emocional.

La aplicación de los Pasos Cuarto y el Quinto a las relaciones con nuestros hijos nos ha ayudado a muchos. El propósito de estos Pasos no es culparnos sino examinar los aspectos equivocados o perjudiciales de nuestro comportamiento como padres. En el Cuarto Paso, hicimos "un sincero y minucioso examen de consciencia". En nuestro examen, recordamos reconocer los aspectos de los que nos enorgullecemos como padres así como aquellos que lamentamos. Nuestra meta es examinarnos a fondo y hacer lo que podamos para corregir las relaciones con nuestros hijos. Cuando estamos listos, podemos reparar el mal que les ocasionamos. Aunque nuestros hijos no hayan tenido la niñez que deseábamos o que soñábamos para ellos, no es demasiado tarde para hacer lo que nos corresponde para edificar hoy relaciones sanas con ellos.

Aceptamos nuestras expectativas frustradas

Un sueño es una aspiración, algo que valoramos, algo por lo que luchamos para alcanzar. Una expectativa se relaciona más con nuestra forma de pensar y con lo que creemos merecer. A menudo nuestros sueños y expectativas están entrelazados y es difícil separarlos. A veces nuestras expectativas son sensatas y a veces poco realistas. Por ejemplo, podemos esperar de manera sensata cuando salga el sol por la mañana y la puesta del mismo por la noche. Si nuestro horno funciona bien, podemos esperar que alcance la temperatura deseada. En una relación sana, podemos esperar con sensatez que seamos tratados con la misma dignidad, consideración y respeto con que tratamos a otros. Cuando vivimos en el caos y la incertidumbre del alcoholismo, aun nuestras expectativas más sensatas a menudo se frustran.

Lógicamente, a lo mejor sabemos muy bien que es poco realista esperar que una persona ebria nos trate con respeto o consideración. No obstante, emocionalmente, puede ser que nos sintamos sorprendidos y constantemente heridos cuando nos decepcionan. Si nos hemos acostumbrado a un comportamiento alcohólico, a lo mejor empecemos a pensar que no nos merecemos nada mejor. Y hasta podemos comenzar a humillarnos a nosotros mismos o a tolerar maltratos de otros familiares, amigos o compañeros de trabajo.

El hecho de que alguien no pueda tratarnos con respeto no quiere decir que no lo merezcamos. En Al-Anon descubrimos que *somos* los más capacitados para ocuparnos de nosotros mismos, lo que puede ser una revelación estremecedora para los que creíamos o nos habían enseñado algo diferente. Poco a poco comenzamos a recuperar la dignidad. Con el tiempo percibimos que somos más fuertes y más resistentes de lo que nos habíamos imaginado. Al asumir la responsabilidad por nuestras propias vidas, empezamos a aceptar que nuestra felicidad no depende de lo que otros hagan o dejen de hacer. Cuando comenzamos a recuperar la autoestima, tendremos mayor probabilidad de impulsar relaciones más sanas basadas en el respeto y la consideración mutuos.

"Al-Anon me dio los instrumentos para vivir la vida comprendiendo a fondo las muchas cuestiones ante las cuales soy incapaz. Me reveló también una verdad simple: yo estoy a cargo de mi propia felicidad".

Cuando aplicamos el lema "Que empiece por mí", dejamos de esperar que otros satisfagan nuestras necesidades y recurrimos a nosotros mismos, lo que no significa que tengamos que "hacerlo todo", o que no podamos contar con otra gente. Lo que ocurre es que dejamos de esperar que alguien que no es capaz de hacerlo se encargue de satisfacer nuestras necesidades. Podemos sentirnos decepcionados sin que todo se derrumbe a nuestro alrededor.

"Si alguien no puede acompañar mi tristeza con afecto, puedo aprender a aceptarlo sin resentimiento. El Tercer Paso me ayuda a hacerlo. Cuando creo que hay algo que no funciona en mi mundo, me recuerdo que confié mi voluntad y mi vida al cuidado de un Poder Superior bondadoso esta mañana. Aun si mis expectativas no se concretan, me sentiré seguro".

En algún momento tendremos que saber si nuestras expectativas nos están controlando. Podemos preguntarnos: "¿Nos aferramos acaso a un resultado particular? ¿Nos sentimos irritados y engañados si las cosas no salen como lo habíamos previsto? ¿Estamos demasiado apegados a nuestros planes o podemos mantener la flexibilidad, dispuestos a tener en cuenta nueva información que pueda llegarnos? Podemos exagerar pequeñas decepciones, como una cancelación de último momento o un plantón del alcohólico. Estas decepciones pueden ser muy perturbadoras porque nos recuerdan otras mayores.

El contacto diario con nuestro Poder Superior es importante mientras aprendemos a ajustar nuestras expectativas. El Undécimo Paso se refiere a la oración *tan sólo* para reconocer la voluntad de Dios y la capacidad para cumplirla. La palabra "sólo" nos recuerda que nuestra voluntad está fuera de la ecuación. Imponer nuestra voluntad ha tenido como resultado decepciones repetidas para muchos de nosotros. ¡Qué alivio confiar en que recibiremos la fuerza y los recursos necesarios para cumplir la voluntad de nuestro Poder Superior! El Undécimo Paso, no obstante, no promete una solución rápida. A lo largo del día, tal vez tengamos que entregar nuestra voluntad de manera repetida, lo que puede ser particularmente cierto cuando bregamos por deshacernos de las expectativas.

¿Cómo reconocemos la voluntad de nuestro Poder Superior? Muchos tomamos consciencia de nuestro Poder Superior en esos momentos tranquilos de paz durante la oración o la meditación sin distracciones que ofusquen nuestras mentes. Algunos la experimentamos como intuición, una sensación tranquila pero firme de conocimiento. Otros la describen como paz interior y determinación.

El contacto diario con un Poder Superior puede ser distinto para cada uno de nosotros. Si pertenecemos a una religión particular, podemos pronunciar una plegaria tradicional. Si nos relacionamos con nuestro Poder Superior mediante la naturaleza, nos damos tiempo para un paseo por el bosque, por la playa o por nuestro vecindario. Podemos repetir la Oración de la Serenidad a lo largo del día o leer nuestra literatura. Dedicarle tiempo a la oración y la meditación por las mañanas o las noches nos ayuda a sosegar la mente. Podemos seleccionar lo que más nos convenga para relacionarnos mejor con nuestro Poder Superior. No es necesario hacerlo de forma perfecta. Estar dispuestos es lo único que se necesita.

Nos enfrentamos a las pérdidas financieras

Hubiera sido difícil imaginar que tendríamos que encarar el alcoholismo y las pérdidas financieras al mismo tiempo, pero la verdad es que, con frecuencia, las dos cosas van de la mano. El alcohólico puede ser irresponsable con el dinero al no pagar las cuentas, ni el alquiler ni la hipoteca; al ocultar el dinero; o al gastar todos nuestros ahorros en secreto. Nosotros también hemos derrochado en épocas de tensión. Para compensar la falta de afecto y atención del alcohólico, hemos recurrido a gustos concretos para satisfacernos. Como nada puede compensar por completo la pérdida en nuestra relación, con rapidez nos encontramos en un embrollo financiero, tratando de manejar las deudas de la tarjeta de crédito o las multas del banco por sobregiros, además de otras cosas.

Mientras que muchos programas de tratamiento y centros terapéuticos son caros, la asistencia a reuniones de Al-Anon es gratuita, lo que representa un alivio bien recibido para quienes sufrimos problemas financieros. La Séptima Tradición señala que "cada grupo ha de ser económicamente autosuficiente y, por lo tanto, debe rehusar contribuciones externas".

"La Séptima Tradición me ayudó a comprender que yo podía ser autosuficiente en lugar de depender del alcohólico. La utilización de los lemas 'Primero, las cosas más importantes' y '¿Cuán importante es?' me resultaron útiles para fijar prioridades en materia de pagos y aprender a diferenciar entre mis necesidades y mis deseos. Ahora me doy cuenta de que ninguna cantidad de cosas puede reemplazar la pérdida de mi matrimonio".

Aunque a nadie le gusta tener que confrontar una dificultad financiera considerable, la magnitud del problema a menudo nos obliga a defendernos y a fijar límites. Una persona del programa casi pierde su vivienda porque su esposo olvidó pagar la hipoteca; al final osó decirle que sus decisiones la afectaban a ella, y que si él no comenzaba un tratamiento, lo dejaría. En Al-Anon aprendemos a decir lo que pensamos y a pensar lo que decimos sin tener que ser groseros al decirlo. Podemos expresar la realidad de una situación sin recurrir a la manipulación. Aunque hayamos pronunciado amenazas vacías en el pasado, debemos decidir si estamos dispuestos a darles seguimiento antes de adoptar este tipo de postura. Tal vez una vez nos hayamos sentido atrapados en nuestro matrimonio, nuestra familia o nuestra forma de vida debido a nuestra situación financiera. En Al-Anon descubrimos que tenemos opciones, y que el tomar decisiones financieras más apropiadas en el presente puede ayudarnos a cambiar el curso de nuestras vidas.

Nos ocupamos de nosotros mismos financieramente al aceptar la situación actual y tomar medidas para mejorarla. Si las circunstancias financieras son abrumadoras, le pedimos a nuestro Poder Superior que nos ayude a administrar nuestros asuntos. Podemos recurrir a la asistencia externa si los problemas trascienden nuestra capacidad de resolverlos solos. Si bien es difícil vivir el presente cuando hay dificultades financieras, intentamos no proyectarnos demasiado hacia el futuro. Centramos la atención en lo que podemos hacer, aquí y ahora, para ayudar a mejorar nuestras finanzas.

La pérdida de la autoconsciencia

La pérdida de la autoconsciencia es una de las más trágicas que sufrimos como resultado de la convivencia con el alcoholismo. Como centramos tanto la atención en el alcohólico, nos ha quedado poco tiempo o energía para conocernos a nosotros mismos y saber quiénes somos en realidad. Además, tal vez hayamos pasado años reprimiendo, reduciendo al mínimo o pasando por alto nuestros sentimientos, o el alcohólico puede haberlos descartado. Si expresamos nuestras necesidades, a lo mejor se nos haya dicho que fuimos egoístas. Los que hemos vivido bajo la amenaza del maltrato verbal, emocional o físico quizás nos hayamos acostumbrado a no pronunciarnos debido al temor por nuestra seguridad o la de nuestros hijos. A medida que pasa el tiempo, nuestra identidad queda enterrada debajo de años de negación, negligencia y maltrato. En las reuniones oímos a otros referirse al cuidado de nosotros mismos, pero puede ser que no sepamos por dónde comenzar. Podemos sentirnos tan alejados de nosotros que, si alguien nos preguntara acerca de nuestras necesidades, no sabríamos cómo responder.

Un buen inicio sería simplemente reconocer que nosotros mismos nos hemos dejado de últimos durante tanto tiempo. A partir de hoy, podemos comprometernos a luchar por cuidar mejor de nosotros, un día y un paso a la vez. Podemos tomarnos el tiempo necesario para conocernos, tal como lo hacemos al conocer a un nuevo amigo. Esta puede ser una época de gran libertad, una época en la que nos damos permiso para intentar cosas nuevas. Por ejemplo, quizás siempre hayamos sentido temor de salir solos, así que podríamos tratar de ir al cine o a cenar solos. Al explorar territorios desconocidos, descubrimos nuestras preferencias y aversiones.

Un miembro, mientras se disponía a limpiar la pecera, llenó la bañera con agua, sacó los peces de la pecera y los colocó en la bañera. Sintió curiosidad por ver cómo reaccionaban los peces a este entorno amplio y nuevo, por lo que los observó durante unos minutos. Se sorprendió al ver que los peces sólo daban algunas vueltas dentro del mismo espacio que había en la pecera. Se habían acostumbrado tanto a su medio anterior que no se daban cuenta de que ahora tenían más espacio para nadar.

Antes de Al-Anon, nuestras vidas pueden haberse sentido muy encerradas, como si estuvieran en una pecera. Tal como sucede con estos peces, también nos adaptamos a las limitaciones de nuestras vidas sin ser conscientes de otras maneras de vivir. Cuando llegamos a Al-Anon por primera vez, nos damos cuenta de que el mundo es mucho más grande que una pecera. Al principio, el moverse en aguas desconocidas nos puede causar terror. A medida que soltamos las riendas de nuestros hábitos, quedamos libres para habitar la vida, en toda su amplitud, de manera más plena.

Este período de libertad y descubrimiento de uno mismo puede ser el momento oportuno para construir o renovar nuestra relación con un Poder Superior. Aunque sintamos que nadie más nos ama, aprendemos a confiar en que hay un Poder superior a nosotros que nos ama incondicionalmente. Cada vez que pidamos ayuda, nuestro Poder Superior estará a nuestro lado. Una forma en que nuestro Poder Superior nos tiende la mano es por medio de la hermandad Al-Anon.

"No sólo permití que mi Poder Superior me amara; también permití que otros en el programa me amaran. El lograr que otros creyeran en mí antes de poder hacerlo yo mismo despertó nuevas esperanzas en mi vida".

Si se nos hace difícil lograr que nos amemos y que cuidemos de nosotros mismos, podemos "actuar como si" lo estuviéramos haciendo por un tiempo. Tal vez haya un miembro del grupo al que admiramos, ya sea nuestro Padrino, Madrina o alguna otra persona. Podríamos permitir que esta persona sirva de ejemplo a medida que damos los primeros pasos de prueba hacia el cuidado de nosotros mismos. La sabiduría colectiva de los miembros puede brindarnos apoyo y aliento al comenzar el viaje hacia la restitución de nuestras vidas. Cuanto más aplicamos las ideas de Al-Anon, más cambios veremos en nosotros. Estos cambios nuevos y estimulantes pueden ir acompañados de un sentimiento de pérdida: pérdida de nuestro yo antiguo, de nuestros sistemas anteriores de creencias, de nuestras antiguas formas de vivir y, a veces, de nuestras relaciones anteriores. Puede resultar extraño estar de duelo por esos aspectos que nos llevaron a tratarnos a nosotros mismos de tan mala forma; pero los cambios, aún los positivos, pueden desencadenar pérdidas. Soltar las riendas es difícil, aunque lo que queremos deshacernos sea enfermizo o indeseable.

"A través de este proceso de crecimiento, enterré mis viejas maneras de pensar y de tratarme a mí mismo. Fue como si enterrara ropa vieja que ya no me quedaba bien".

Ciertos comportamientos e ideas deben desaparecer para que nosotros cambiemos. Una vez que estemos listos para deshacernos de estos aspectos de nosotros mismos, recurrimos al Séptimo Paso. En este Paso, le pedimos humildemente a nuestro Poder

Superior que nos libre de nuestras culpas. Muchos hemos experimentado un sentimiento de liberación cuando pedimos la ayuda de nuestro Poder Superior. Al soltar las riendas de nuestro antiguo yo, hacemos espacio para el nuevo. Después de un divorcio, un miembro quería suicidarse: "Luego me di cuenta de que no era *yo* el que debía morir sino parte de mi sistema de creencias". Nuestro antiguo mecanismo de afrontar las cosas nos ayudó a salir de momentos difíciles y por eso podemos estar agradecidos, pero además está bien decirle adiós a esa parte de uno mismo.

Tal vez Al-Anon no pueda devolvernos todo lo perdido, pero puede restaurar nuestro sentimiento de esperanza. Al aprender a centrar la atención en nosotros mismos, nos damos cuenta de que la paz y la satisfacción son posibles, aun en medio de la incertidumbre. A medida que adquirimos fortaleza y confianza en nosotros mismos, nos percatamos de que estamos aflojando un poco los sueños que una vez mantuvimos tan apretados. En poco tiempo nos damos cuenta de que estamos construyendo nuevos sueños. Un fragmento del marcador de libros *Sólo por hoy* de Al-Anon dice: "Sólo por hoy me ajustaré a lo que es, sin tratar de amoldar todo de acuerdo con mis deseos". Siempre se puede sentir una cierta tristeza por la pérdida de nuestros sueños.

"En ocasiones es bueno mirar hacia el pasado. Eso me muestra hasta dónde he llegado y lo mucho que deseo no volver allí".

Los miembros comparten su experiencia, fortaleza y esperanza: La pérdida de los sueños

Anhelé una familia perfecta toda la vida, una familia bondadosa y afectuosa. En mi imaginación, me inspiraba en los cuentos de hadas de mi niñez para crear esta familia ideal. Mi familia real resultó ser muy distinta a mi familia de cuento de hadas. No me casé con el Príncipe Azul y no tengo un Hada Madrina. Mis hijos no sólo se han alejado de mí sino que a veces ni siquiera se hablan entre ellos, y algunas veces ni nos vemos en vacaciones ni en ocasiones especiales.

La práctica de los Doce Pasos, en particular del Primero al

Tercero, me ha ayudado a comprender que soy incapaz ante mi familia y que no puedo obligar a nadie a que nos amemos mutuamente. Decidí compartir mi sueño de una familia de cuento de hadas con Dios y puse ese sueño en Sus manos. Luego le pedí a Dios que nos convirtiera en la familia que *Él* quisiera que fuéramos en lugar de la familia que *yo* deseaba. Descartar ese sueño poco realista y permitir que Dios que se encargara me liberaron de la responsabilidad por el éxito o fracaso de mi familia. ¡Qué alivio! Aunque nunca seamos una familia de cuento de hadas, al entregar mi voluntad y mi vida al cuidado de Dios según mi propio entendimiento de Él, igual podemos vivir felices.

Antes de Al-Anon, consideraba que yo mismo podía encarar cualquier cosa que sucediera sin quejarme. Al fin de cuentas, cargaba con el peso de una esposa alcohólica y yo hice todo el trabajo para apoyarnos. Durante todo ese tiempo tuve la valiente impresión de que todo marchaba bien en casa. Cuando comencé a aplicar el programa de Al-Anon, descubrí que en realidad no era tan noble. Reaccionaba ante la vida, en muchos aspectos, tal como lo hacía el alcohólico: La forma de enfrentar las situaciones desagradables era escapándome; manipulaba a la gente y las situaciones para satisfacer mis necesidades; y lo peor de todo, me engañaba a mí mismo.

Fue desagradable, por decir lo menos, darme cuenta de que había pasado más de 40 años creyendo que era cierta clase de persona, nada más para darme cuenta de que no lo era. Era casi como que si no existiera. He tenido que sentir dolor por la pérdida de esa imagen de persona noble que en las cimas de las montañas soporta cualquier vendaval sin un quejido. Al-Anon me ha mostrado que está bien lamentar la pérdida de la persona que en algún momento creí que era. Esos mecanismos de defensa eran los únicos que conocía, y me ayudaron a sobrellevar épocas difíciles.

Con los instrumentos de Al-Anon, aprendo nuevas maneras de encarar las cosas. A medida que construyo una nueva imagen de mí mismo, puedo empezar a despedirme de lo que ya no me sirve. El nuevo yo no es perfecto, pero soy consciente de los defectos.

Hoy sé que mi Poder Superior no espera que yo sea perfecto, sólo que siga adelante de la mejor manera posible.

Cuando volví a la realidad con la ayuda de Al-Anon, tuve que reconocer que la familia perfecta con la que había soñado no era posible. El esposo que había tenido por más de 30 años era alcohólico, y nuestros cuatro hijos estaban resentidos con él. La negación me había impedido comprender a mis hijos y reconocer lo que el alcoholismo les hacía. Como me ocupo de mí misma y trabajo por la recuperación, hoy puedo darles más apoyo a mis hijos. Los estimulo a que aprendan acerca de la enfermedad del alcoholismo y de cómo esta ha afectado sus vidas. Mi centro de atención actual es cómo mejorar las relaciones con mis hijos. La realidad es agridulce en comparación con el sueño que tenía, pero entonces recuerdo que era sólo eso: un sueño. Al-Anon me ayuda a centrar la atención en lo que es real y está presente en mi vida hoy y a mirar hacia el mañana con esperanza.

Crecí en un hogar alcohólico y me mudé a los 19 años. A los 30 me casé con un hombre maravilloso. En el término de seis meses, me di cuenta de que era alcohólico. El orgullo me decía que debía hacer que este matrimonio funcionara. Después de esperar tanto tiempo para casarme, ¿cómo podía reconocer que me había equivocado?

Estaba convencida de que algún día tendríamos niños, pero a medida que empeoraba el alcoholismo de mi esposo, se repetían los recuerdos de mi escalofriante niñez. Sabía que no estaba dispuesta a traer a un niño a un hogar como el nuestro. No tenía el valor para hablar sobre esto con mi esposo, por lo que evitaba el tema por completo. Sin embargo, poco después de llegar a Al-Anon, me di cuenta de que tendría que encarar a mi esposo con respecto a mi decisión. Con el valor que recién había descubierto, le comenté acerca de mis motivos y de mis temores. No lo tomó muy bien, pero me apegué a mi decisión. Al final la aceptó con renuencia.

Pasaron los años. La sobriedad llegó a nuestro hogar, y ahora estoy jubilada. A veces, no obstante, el inesperado anhelo de tener hijos se vuelve irresistible. Veo a padres jóvenes con sus bebés, y ansío tenerlos en mis brazos y mimarlos. Cuando veo cómo celebran las familias algunas ocasiones especiales me da una gran tristeza. Veo a los demás con sus hijos adultos, y sé que nunca disfrutaré ese placer. Al-Anon me recuerda que está bien lamentar la pérdida de mi sueño de tener hijos. Lamentarse por lo que nunca tendré es algo que llega a lo más profundo, aunque sé que la decisión que tomé hace muchos años fue la correcta.

Mi Poder Superior me ha dado el don de tener sobrinos y sobrinas, y de tener a los hijos adultos de mis amigos. Mi esposo, mis hermanos y la familia Al-Anon también ayudan a llenar el vacío. Me siento agradecida de contar con estas relaciones. Tal vez no tenga lo que quiero, pero confío en que tengo lo que necesito.

A menudo me he sentido decepcionada conmigo misma, con los demás, y con circunstancias que no he ni deseado ni previsto. A lo largo de la recuperación de los efectos del alcoholismo, he dejado de creer que la vida es buena o mala, justa o injusta. Hoy creo que la vida es agridulce, y que las decisiones que tomo son eficaces o ineficaces.

Ha sido demasiado difícil y penoso darme cuenta de que la vida que había planeado y esperado nunca se convirtió en realidad. Ni mis esperanzas ni mis sueños se realizaron. Antes de Al-Anon, cuando mis expectativas no se cumplían, pensaba que debía esforzarme más o que debía imponerme a mí misma e imponerle a los demás lo que yo quería ser y que se hiciera. Nunca se me ocurrió que podría dejar de imponer soluciones o que mi control era un espejismo. A lo largo de los años, he tenido que luchar contra situaciones insuperables en las que la única opción posible ha sido lamentar la pérdida de mis expectativas.

En el intento de que mi vida se realice de acuerdo con mis expectativas, pasé por alto la voluntad de mi Poder Superior. Sigo descubriendo creencias y expectativas de antes que me provocan un gran sufrimiento. Cuando dejo que mi propio ser sienta la pérdida de una relación, de una esperanza o de un sueño, recurro a la forma de oración más profunda que conozco por medio del lamento de la muerte de lo que creía que era tan importante en mi vida. Cuando llego a estar dispuesta a confiar mi voluntad y mi vida al cuidado de Dios según mi propio entendimiento de Él, elimino las expectativas y me preparo para esperar y contar con la voluntad de Dios hacia mí. Dios puede llegar a mi corazón mucho mejor cuando lo abro a la inspiración, la guía y la aceptación.

Les estoy muy agradecida a Al-Anon y a los Doce Pasos por haberme apartado lentamente de expectativas poco realistas a una vida que tiene sentido.

Preguntas para la reflexión y la meditación

• ¿Cómo se diferencia mi vida de lo que deseaba cuando era niño? ¿Qué puedo cambiar todavía y qué tengo que aceptar?

• ¿He considerado cómo mi respuesta al alcoholismo ha afectado a mis hijos?

• ¿Estoy dispuesto a perdonarme por los errores cometidos como padre?

• ¿Cuál es mi actitud habitual cuando un aspecto de mi vida se desvía por un camino que no planeé ni anticipé?

• ¿Hay alguna parte de mi antiguo yo o algún sistema de creencias anterior que me brinde ahora la oportunidad de soltar las riendas de algo?

• ¿Qué nuevos sueños podré tener en la actualidad?

De duelo por nuestra niñez

"He cargado un dolor enorme desde la niñez, pero no sabía el motivo."

Para los que crecimos en un hogar afectado por el alcoholismo, los efectos perjudiciales de la enfermedad nos persiguen a lo largo de nuestras vidas. Cuando niños, no tuvimos la consciencia emocional para encarar el dolor de crecer en un hogar alcohólico. Muchos estábamos demasiado ocupados con nuestra supervivencia para ser capaces de enfrentar las pérdidas. Confiábamos en que nuestros padres nos proporcionarían un medio estable y seguro, pero a menudo no lo podían hacer. Éramos ciertamente incapaces de cambiar las circunstancias.

Al criarnos con el alcoholismo, podemos haber sido afectados emocional, sicológica, espiritual y físicamente. Como adultos, a menudo luchamos contra el temor, la angustia o la depresión. Muchos venimos a Al-Anon cuando nos damos cuenta de que los comportamientos que una vez nos ayudaron a sobrevivir se han convertido en una carga. Se han cruzado en nuestro camino y nos han impedido que tengamos la vida que deseamos. Si hemos estado huyendo de nuestro dolor, tal vez sintamos que no estamos bien dotados para lidiar con nuestras emociones o encarar nuestros dolorosos recuerdos. Al mantenernos en silencio, puede ser que inconscientemente estemos manteniendo vivo el secreto familiar del alcoholismo.

Guardar secretos es común en la mayoría de los hogares alcohólicos. Muchos de nosotros respetamos sin saberlo un pacto tácito de mantenernos en silencio sobre lo que estaba sucediendo en casa. No hay duda de que puede ser muy difícil aprender más tarde una nueva forma de vida. Estos secretos sólo despertaron nuestro sentimiento de vergüenza. Cuando apenas comenzábamos a asistir a Al-Anon, a lo mejor nos sentíamos dudosos en cuanto a hablar o no de los secretos que habíamos guardado durante tanto tiempo.

"Las reuniones de Al-Anon se convirtieron en el lugar donde
podía expresar todo lo perdido".

En Al-Anon encontramos la esperanza de una nueva forma de vida. Al llegar a comprender el alcoholismo como una enfermedad familiar, es posible identificar los comportamientos que alguna vez nos ayudaron a sobrevivir. Al-Anon nos ofrece un refugio seguro donde podemos comenzar a hablar con franqueza sobre nuestro pasado. En un medio tan cálido y sustentador, muchos podemos empezar a dar los primeros pasos difíciles hacia la meta de encarar el dolor y la pérdida de nuestra niñez. Aunque parezca imposible, con el tiempo podemos llegar a sentir compasión por nosotros mismos, por nuestros familiares y aun por el alcohólico.

Criarse con el alcoholismo activo

Algunos de los que provenimos de hogares alcohólicos pensamos que crecimos con demasiada rapidez. Se nos impuso una responsabilidad tan grande que era difícil que cualquier niño la pudiera llevar. El estado de ánimo del alcohólico a menudo se convertía en el centro de nuestras vidas, pues era el que determinaba si habíamos tenido un día bueno o malo. Cada uno de nosotros teníamos mecanismos de defensa diferentes. Algunos tratamos de ser el mejor niño que se pudiera, creyendo que así impediríamos que el alcohólico bebiera, aunque fuera por una noche. Otros optábamos por la rebeldía o por un mal comportamiento porque creíamos que era la única manera de llamar la atención, aunque esa atención fuera negativa. Como el alcoholismo es una enfermedad familiar, también puede ser que hayamos sido afectados por nuestro padre, nuestros hermanos o nuestros parientes no alcohólicos.

Algunos nos criamos con padres ausentes emocional o físicamente, mientras que otros crecimos en medio de la violencia física y el maltrato verbal. Algunos fuimos objeto de abusos sexuales, y otros nos convertimos en los guardianes de nuestros padres. A lo mejor nos llegamos a acostumbrar tanto a vivir de esta manera que ni siquiera sabíamos que algo andaba mal. Algunos reconocían con rapidez que algo andaba mal, pero no sabían ni cómo llamarlo ni cómo cambiarlo.

Durante nuestra niñez, centrar la atención en el alcohólico y en otros miembros de la familia nos ayudó a sobrevivir. Como adultos, bregamos por centrar la atención en nosotros mismos. Podemos cuestionar nuestra intuición y nuestra capacidad de tomar decisiones buenas y sólidas, ya sea que estemos decidiendo sobre lo que queremos hacer con nuestras vidas o qué pedir en un restaurante.

Si convivimos con la violencia en nuestro hogar, talvez hayamos aprendido que la manera mejor de protegernos era ocultándonos o retirándonos. Como adultos, quizá pensemos que debemos ocultar ciertos aspectos de nosotros mismos con el fin de ser aceptados o amados. Si estábamos a cargo de defender o proteger a otros familiares, tal vez se nos haya desarrollado demasiado el sentido de responsabilidad por los que nos rodean. Culparnos por el comportamiento del alcohólico puede debilitar nuestra autoestima y llevarnos a creer que todos los conflictos se producen por causa nuestra. De la misma manera, si suponemos que otras personas están decididas a herirnos, podríamos protegemos habitualmente de amenazas reales o imaginarias.

"Me sentí personalmente responsable del comportamiento inaceptable de los demás".

A menudo los mecanismos de defensa que adquirimos en la niñez con el fin de sobrevivir interfieren en el desarrollo de relaciones significativas y confiables como adultos. Identificar la forma en que fuimos afectados por el alcoholismo no se trata de culpar al alcohólico o a otros miembros de la familia por nuestros problemas. Más bien, se trata de asumir la responsabilidad por nuestras dificultades para así comenzar a sanar. Como niños, quizás no hayamos tenido la capacidad de cambiar nuestras circunstancias. Ahora que somos adultos, podemos tomar las decisiones nosotros mismos.

La libertad de sentir

Al crecer, muchos carecimos de la libertad de expresar nuestros sentimientos. A la única persona que a menudo se le permitía enfadarse era al alcohólico. Como producto de eso, a lo mejor hayamos llegado a creer que algunos sentimientos eran erróneos y por eso puede ser que los hayamos reprimido. En Al-Anon se nos permite sentir nuestros sentimientos, sean del tipo que sean, sin vergüenza ni culpa. Ahora que podemos expresar nuestros sentimientos con toda seguridad, quizás nos sorprendamos de descubrir la intensidad de nuestras emociones. Aun los recuerdos de las épocas felices pueden entristecernos, ya que a menudo dichos momentos felices fueron demasiado fugaces. Cuando comenzamos la recuperación, puede ser que luchemos contra la ira y el resentimiento causados por los maltratos sufridos durante la niñez. Aunque en última instancia el sentir el alivio no se trata de que culpemos a nuestros padres, puede ser que tengamos que sentir ira durante algún tiempo. Algunos deciden confrontar a sus padres, mientras que otros deciden no hacerlo. Algunos deciden mantener las relaciones con miembros de la familia mientras que trabajan en su recuperación. Algunos piensan que es mejor limitar el tiempo que pasan con sus familias hasta adquirir mayor confianza para ocuparse de sí mismos. Otros consideran que es mejor alejarse un tiempo de la familia por completo. No hay maneras correctas o incorrectas de encarar la cuestión de la familia; sólo nosotros sabemos lo que es más conveniente. Lo más importante es reconocer que tenemos opciones.

Pese a que el sentir nuestra ira nos puede hacer sentir incómodos, podemos confiar en que es un aspecto importante de nuestro dolor y nuestra recuperación. Cuando nos permitimos vivir toda nuestra serie de sentimientos, llegamos a darnos cuenta de las formas importantes en que nos puede servir nuestra ira. Nos permite saber cuando hemos sido maltratados o lastimados o cuando alguien se ha pasado del límite. Nos podría estar indicando que respondamos de manera diferente hacia una persona o situación en particular. Nuestra ira a menudo puede ser un recordatorio de que debemos brindarnos un mejor cuidado.

Nuestro pasado puede afectarnos siempre hasta cierto punto, pero nos damos cuenta de que a medida que encaramos nuestro dolor, éste empieza a perder su poder. El contemplar la analogía siguiente podría ayudarnos: Cuando conducimos un auto, miramos por el espejo retrovisor para ver lo que sucede atrás. No queremos mirar por el espejo durante mucho tiempo porque sería peligroso y podría causar un accidente. Por otro lado, también sería peligroso no mirar nunca por el retrovisor.

Cuando se trata de nuestro pasado, podemos aprender a encontrar ese delicado equilibrio entre mirar o no mirar. Lleva tiempo soltar las riendas. Podemos confiar en que nuestro Poder Superior nos guíe a través del dolor al ritmo que nos convenga. Cuanto más aliviemos el dolor, menos sentiremos la necesidad de meditarlo. Con el tiempo muchos hemos logrado mirar al pasado de manera positiva en lugar de como rehenes del mismo.

Nos enfrentamos al maltrato y a la violencia del pasado

Muchos de los que nos criamos en hogares alcohólicos fuimos víctimas de la violencia doméstica. Presenciamos cosas que ningún niño debería haber visto. Se nos pudo haber maltratado física, sexual o verbalmente, o el maltrato pudo haber sido para uno de nuestros padres o hermanos. Aunque el alcohólico nunca nos pusiera la mano encima, el presenciar un acto violento puede ser tan traumático como ser víctima del mismo. Aprendimos a leer expresiones faciales, el sonido de pasos, y otros gestos. Nos convertimos en expertos en discernir sobre cuándo apartarnos del camino o sobre cuándo estaba a punto de estallar una pelea o un episodio de violencia.

Si bien este grado de sensibilidad emocional puede ser un atributo recomendable (al permitirnos sentir solidaridad y compasión por los demás), también puede afectarnos de forma negativa. Podemos reaccionar ante situaciones o personas con base en impulsos y no en pruebas concretas; o nos convertimos en camaleones, adaptándonos de manera constante o escondiendo aspectos de nosotros mismos para satisfacer las necesidades de otras personas. Si aprendimos a pasar por alto nuestras propias necesidades, podríamos tender a abandonarnos en nuestras relaciones o a optar por personas no disponibles emocionalmente.

La convivencia diaria con la violencia tiene efectos que trascienden la niñez, y el ciclo de maltratos puede continuar por generaciones. Aunque nos hayamos convencido de que nunca lo haríamos, algunos terminamos casándonos con un alcohólico, involucrados en relaciones violentas, o infligiéndole los mismos maltratos que experimentamos a nuestros hijos o a otros seres queridos.

Independientemente de si estamos involucrados en una relación abusiva en este momento, Al-Anon puede ayudarnos a medida que aprendemos a romper este ciclo destructivo. La recuperación de ciertos maltratos puede llevar más tiempo del previsto. Podemos encontrar que necesitamos hablar en forma repetida acerca de ciertos acontecimientos traumáticos. Si aún no hemos entablado ninguna relación con un Padrino o Madrina puede resultar especialmente beneficioso desarrollar una en este momento. Si bien puede ser útil compartir nuestra historia en las reuniones, un Padrino o Madrina puede dedicarnos tiempo exclusivo y escuchar de manera más minuciosa. Esa persona puede ayudarnos a que nos responsabilicemos por la aplicación del programa y guiarnos si nos sentimos perdidos o agobiados. No obstante, es importante recordar que algunas cuestiones son tan complejas que pueden requerir asistencia profesional además del apoyo afectuoso de los miembros Al-Anon.

"Nuestra Bienvenida sugerida dice que no estamos solos. Oírlo en todas las reuniones me consuela. Ya no soy ese niño pequeño que se esconde detrás de un sofá."

Nuestra relación con las heridas de la niñez puede cambiar a medida que nos recuperamos. Con el tiempo podemos ver que ya no nos identificamos únicamente con los maltratos pasados. Más bien, aprendemos a vivir con nuestro pasado sin permitirle que nos determine. Al empezar a practicar los principios del programa, podemos darnos cuenta de que ya no nos sentimos atraídos por relaciones abusivas. En vez de eso, preferimos a la gente que nos trata con el amor y el respeto que siempre hemos merecido.

Aceptación de la familia que tuvimos

Aunque algunos familiares estén aún vivos, muchos sentimos que ya estamos de duelo por la pérdida de ellos. Lamentamos la pérdida de las relaciones que queríamos pero que no pudimos tener a causa de la enfermedad del alcoholismo.

"Cuando mi padre murió de alcoholismo, no sólo lamenté su muerte sino también su vida. Lamenté mi niñez perdida por

tener que encargarme de él. Lamenté que fuera el hombre
que podría haber sido. ¿Cómo podía extrañar a un padre que
nunca tuve?"

Al-Anon puede ayudarnos a entender que pese a que a veces
deseamos poder cambiar nuestra familia, no tenemos la capacidad
de hacerlo. Aceptar la familia que tuvimos no quiere decir que
justifiquemos abusos pasados. Ni tampoco quiere decir pasar por
alto o tolerar abusos presentes. Esperar que nuestra familia nos dé
algo que no tiene es como esperar llenar un balde de agua de un
pozo seco. Esperar que "esta vez las cosas serán distintas" es una
manera de alejar el dolor.

"Al-Anon me enseñó a que yo misma fuera lo que quería de los
demás. Ese fue un concepto asombroso para alguien cuyo
estado de ánimo cambiaba con el estado de ánimo de sus
padres alcohólicos."

Puede resultar difícil soltar las riendas de nuestro sueño de haber
tenido la familia que queríamos; pero al hacerlo, aprendemos a
percibir a nuestros familiares claramente: los aspectos negativos *y*
los positivos. Dejamos de esperar que sean distintos a lo que son.
Puede ser que la aceptación no siempre nos haga sentirnos bien,
pero puede aliviar la carga de nuestras expectativas antiguas.

Una vez que llegamos a este nivel de aceptación de la familia,
tenemos la libertad de darle la bienvenida a nuestras vidas a otra
gente que puede ofrecernos su ayuda en momentos en que nuestra
familia no puede. Algunos nos referimos a esa gente como nuestra
"familia preferida". Para muchos de nosotros, nuestra familia preferida incluye a miembros de Al-Anon.

"Mi Madrina me brindó el amor incondicional que siempre
había necesitado. Me elogiaba y me decía que se sorprendía
y maravillaba de lo mucho que había progresado en el
programa. Y me decía lo mucho que me quería. A través de mi
Madrina, Dios me proporcionó el amor que necesitaba pero
que no recibí de mi madre."

Aunque podamos haber logrado una mayor comprensión sobre
nuestros familiares, podemos permitirnos de ocuparnos de nosotros mismos cuando estamos con ellos. El desprenderse puede ser

indispensable para nuestro bienestar mental, físico o espiritual. Al comienzo tal vez no sepamos cómo desprendernos con gracia. Al llegar a comprender mejor el desprendimiento con amor, aprendemos la diferencia entre construir muros y fijar límites. Si nuestro objetivo principal es sanar nuestras relaciones, seguimos luchando por encontrar maneras sanas de relacionarnos con nuestras familias, mientras continuamos aún respetándonos a nosotros mismos.

El perdonar a nuestras familias

Algunos nos hemos convencido de que debemos perdonar a otros basados exclusivamente en ciertas creencias religiosas o tradiciones culturales. El perdón sincero no es algo fácil de alcanzar. No significa que perdonemos por temor u obligación o para mantener la paz en nuestras relaciones.

El perdonar no quiere decir que olvidemos el pasado; tampoco significa que aceptemos maltratos constantes. Después de todo, muchos hemos aprendido lecciones valiosas de nuestro pasado que nos ayudaron a forjar lo que ahora somos. Sin embargo, al final, el peso de nuestro dolor nos puede causar sufrimientos. Si nos resulta demasiado difícil perdonar, todavía podríamos seguir sufriendo. Si eso ocurre, nos beneficiamos al darnos más tiempo para sanar antes de que siquiera comencemos a pensar en el perdón.

En última instancia, el perdón es un paso que damos para liberarnos del dolor que hemos estado sufriendo. El perdón crea espacio en nuestras vidas para nuestro propio alivio. En realidad, el perdón puede ser un paso importante cuando se trata de ocuparnos de nosotros mismos. Podemos perdonar y reconstruir nuestras relaciones dañadas, o podemos perdonar y aún decidir distanciarnos de ciertas personas que continúan siendo abusivas.

Cuando pensamos en el perdón, consideramos también los errores cometidos que deseamos reparar. Quizá no nos hayamos preocupado por ver a nuestros padres como seres humanos con sus propias dificultades. Al final de cuentas, muchos de nuestros padres se criaron también en hogares alcohólicos y encararon muchas de las mismas experiencias que nosotros. O tal vez nos estemos aferrando a nuestros resentimientos. Si nos reprimimos emocionalmente con el propósito de castigar a otra persona por sus errores pasados, a lo mejor tengamos males que reparar. Ser solidarios con las dificultades de nuestros padres no significa que disculpemos o aceptemos comportamientos abusivos. Cuando se trata del perdón, podemos querer a alguien y aun hacerlo responsable de su comportamiento. Podemos sentir compasión por el alcohólico y otros familiares aunque detestemos los efectos de la enfermedad del alcoholismo en nuestras vidas.

Al-Anon como familia

El concepto de familia tiende a evocar respuestas firmes de la mayoría de la gente. Al oír la palabra "familia", podemos sentir una abrumadora sensación de seguridad y unión, o una tristeza y un dolor tremendo. Cuando estamos con nuestras familias, puede ser que nos sintamos queridos y aceptados, o desplazados y solos. Por definición, una familia es un grupo de gente unida por un vínculo de ascendencia compartida. Al ampliar nuestra visión de ascendencia para incluir la experiencia compartida, llegamos a comprender que la familia no se limita sólo al lazo de sangre que los une. Por fortuna para muchos de nosotros, no necesitamos un enlace genético para ser parte de una familia.

"Después de derramar muchas lágrimas, convencida de que no se escucharían mis plegarias por tener una familia unida, me di cuenta de que hay diversas formas de familia. Ahora sé que mi verdadera familia se compone de gente del programa. Son ellos los que celebran ocasiones especiales conmigo, los que me dan la mano en momentos difíciles y los que estimulan mi progreso. Aunque no me he liberado por completo del dolor de no tener la familia que anhelé a lo largo de los años, agradezco saber que soy parte de la familia Al-Anon".

Nos llaman Grupos de Familia Al-Anon por un motivo. Aunque no compartamos las mismas historias o recuerdos, estamos juntos porque nos vincula la experiencia compartida derivada de la convivencia con los efectos del alcoholismo. Para muchos, compartir con honestidad con miembros de Al-Anon es, a menudo, el impulso para crear amistades profundas y duraderas. Como sentimos aceptación y amor incondicional en Al-Anon, llegamos a pensar que nuestro grupo es nuestra familia. Así como con cualquier otra relación, también debemos cultivar nuestras relaciones en Al-Anon. Al asistir a reuniones de manera regular y pasar tiempo con otros miembros fuera de las reuniones, llegamos a conocer a los integrantes de nuestro grupo, y ellos a nosotros.

Las vacaciones pueden ser particularmente difíciles cuando nos enfrentamos a la pérdida de la familia. Nos imaginamos que otros disfrutan de vacaciones ideales, que todos se llevan bien, y que toda la familia se reúne en torno al piano mientras un fuego del que nadie parece ocuparse crepita en el hogar. Hemos visto esta fantasía en forma repetida en la televisión y en películas, y si bien sabemos que es fantasía, aún pensamos que nos gustaría gozar de esta ilusoria forma de vida.

"Una vez escuché decir: 'Estas imágenes sólo duran dos minutos; cualquier familia puede verse bien durante ese período de tiempo.' Esto me permitió soltar las riendas de ese sueño perfecto y momentáneo."

La nostalgia y el sentimiento a menudo pueden obscurecer nuestra manera de pensar. Podemos intentar revivir los buenos recuerdos que una vez tuvimos, esperando que este año las cosas sean distintas. A menos que la situación familiar haya mejorado, es factible que las cosas no sean distintas. Todos los años por lo general terminamos sintiendo lo mismo: desilusión y desengaño. A medida que cambiamos, percibimos que nuestras expectativas con respecto a la familia también cambian, lo cual no quiere decir que ya no nos tengamos que ocupar de nosotros mismos ni fijar límites. Si decidimos pasar las vacaciones con la familia, podemos planificarlas con antelación para asegurarnos de que recibiremos el apoyo necesario. Si sabemos que vamos a estar fuera de la ciudad, podemos asistir a reuniones adicionales antes de la partida o llevarnos los números de teléfono de nuestro Padrino o Madrina, o de otros amigos de

Al-Anon. Si la situación se torna tensa cuando estamos con nuestra familia, podemos hacer una pausa por medio de salir a tomar aire fresco, a dar un paseo o incluso a buscar una reunión. Gran parte de nuestra recuperación depende de un cambio de actitudes. Cuando dejamos de esperar que las vacaciones tengan lugar de una cierta manera, podemos reconocer que tenemos opciones sobre cómo pasar el día. Algunos piensan que las vacaciones son más entretenidas y menos tensas cuando se pasan con amigos íntimos o con nuestra familia de Al-Anon en lugar de pasarlas con nuestros familiares.

Los miembros comparten su experiencia, fortaleza y esperanza: El duelo por nuestra niñez

El vivir en medio del alcoholismo era como vivir en un estado de duelo constante. La enfermedad me hizo perder demasiado, incluyendo una parte de mi niñez. Crecí con demasiada rapidez, perdí mi confianza natural en el prójimo, y perdí el respeto por mi madre a medida que la bebida destruía por completo su autoestima y su dignidad. Nunca me sentí cerca de ella o realmente querido.

Me escapé de la vida que llevaba en mi casa cuando me casé y me mudé a los 17 años. Mi matrimonio desvió grandemente la atención que le prestaba al alcoholismo de mi madre, pero su alcoholismo no me devastó tanto como cuando me di cuenta de que mi esposo tenía un problema de alcoholismo peor que el de ella. A medida que se agravaba el alcoholismo en mi hogar, perdí la esperanza y los sueños para el mañana y cualquier posibilidad de "tener un futuro feliz".

No sé cómo encontré el programa de Al-Anon, pero se lo agradezco a Dios. Aprendí muchísimo, en especial acerca de la enfermedad familiar del alcoholismo, su poder, y mi incapacidad. Esta fue una de las primeras cosas que me ayudaron a aliviar el dolor. También me proporcionó un punto de partida, un lugar en el que podía retroceder para obtener una perspectiva más amplia de mi vida. En el programa, aprendí a andar a gatas antes de poder caminar, y gateé durante mucho tiempo.

El encontrar una Madrina fue un momento clave en mi progreso. Con alguien ante quien debía asumir responsabilidad, ya no había margen para la autocompasión, la hipocresía ni las justificaciones. Con su ayuda, comencé mi viaje a lo largo de los Pasos. La práctica de los Pasos Primero al Tercero me abrió las puertas de la mente y del corazón; pero fueron los Pasos Cuarto a Noveno los que me liberaron del dolor, de la ira, de la amargura y de la confusión. De esta manera obtuve una perspectiva de mí misma y de mi papel en la insensatez del alcoholismo. Empecé a ver a mi madre de forma totalmente distinta. Pude reparar el mal que le había causado y formar la relación estrecha y cariñosa con ella que nunca había tenido en mi niñez. Limitaba el tiempo que pasaba con ella cuando bebía y permanecía más tiempo a su lado cuando estaba sobria. Nuestra relación cicatrizó de manera increíble, permitiéndonos disfrutar muchos momentos valiosos a lo largo de los años. Mi madre murió hace un tiempo, y el dolor de su pérdida superó los límites de lo que me esperaba. Irónicamente, fue el programa y mi nueva relación con mi madre lo que me hizo estar consciente del dolor tan intenso que sentía. No obstante, la paz, la alegría, el amor y el compañerismo de Al-Anon y las relaciones que allí formé me respaldaron durante el período de dolor. Sé que a pesar de lo mal o lo triste que me sienta, puedo sentirme mejor, y así será si voy a una reunión, hago una llamada telefónica o utilizo uno de los instrumentos de nuestro programa. Esta forma de vida me ha enseñado que ya nunca tendré que estar sola otra vez.

Cuando mi madre murió, el sentirme devastada me sorprendió. Fueron muy pocos los momentos en que ella y yo nos llevamos bien. Mi madre me formó para que la reemplazara en el hogar. Trabajaba largas horas para mantener a la familia, mientras que yo me ocupaba de limpiar la casa y cuidar a los niños. Si algo no salía bien, yo era la culpable. Por desgracia, ella y yo nunca tuvimos la oportunidad de resolver y cicatrizar nuestra relación turbulenta.

Después de la muerte de mamá, mis hermanos encontraron de inmediato un reemplazo para sus problemas no resueltos: Yo. Era una pauta arraigada con firmeza en nuestra niñez. Toda la familia todavía sufría debido al alcoholismo de papá. Aunque había muerto hacía mucho tiempo, aún estábamos atrapados en las garras de la enfermedad. No teníamos límites. Mis hermanos encaraban su propio dolor de la única forma en que podían: con comportamientos calumniosos y maltratos verbales hacia mí y mis hijos. Me sumergí en las profundidades de la desesperación y la soledad. Para intentar seguir adelante, mentalmente "enterré" a mis hermanos junto con mi madre, e inicié una nueva vida sin ellos.

Encontré consuelo en las reuniones de Al-Anon con tan sólo saber que me querían y me aceptaban incondicionalmente. Mi familia Al-Anon entendió lo que me estaba pasando porque ellos habían librado sus propias batallas. Me ayudaron a sobrellevar la soledad que acompañaba a mi dolor. Antes de Al-Anon, mi vida estaba llena de confusión, desgarrada y hecha trizas por la enfermedad del alcoholismo. La muerte de mamá me liberó y pude cicatrizar, seguir adelante y centrar la atención en la vida que llevo hoy. Comprendo ahora que mamá y papá eran personas comunes que lucharon contra la enfermedad del alcoholismo.

Hoy los viejos recuerdos ya no dominan mi vida como antes. No puedo cambiar lo que fue, pero puedo cambiar yo misma y aceptar lo que la vida me ofrece ahora. Ya no voy a permitir que la enfermedad del alcoholismo me robe las experiencias de la vida.

Tomé la decisión de alejarme de mi familia por un tiempo con el fin de examinar mi dolor. Mi negación me había impedido ver cómo esta enfermedad nos había afectado a todos. Las conversaciones con mi familia y mis visitas durante esa época eran breves. Aprendí que mi familia no era capaz de brindarme el apoyo y el amor incondicional que necesitaba, y me dolió perder el sueño de la familia que siempre había deseado.

Al-Anon me dio opciones nuevas: dejar de buscar en los mismos lugares para obtener resultados diferentes y, en su lugar, buscar gente que fuera capaz de darme lo que necesitaba. Por medio de la asistencia a reuniones, congresos, Asambleas y seminarios de

Al-Anon pude conseguir una familia en Al-Anon, una familia de amor y respeto incondicionales. Los miembros me querían en mis momentos de ira, cuando no sabía cómo quererme a mí misma. Me han abrazado y han compartido mi felicidad y mis alegrías. Me han enseñado a quererme a mí misma y a querer a otras personas. En Al-Anon he encontrado muchas amistades nuevas y magníficas. He podido soltar las riendas de la ilusión de una familia ideal y abrazar la familia que sí tengo. Ahora puedo visitar a mi familia con más frecuencia, disfrutar su compañía, y darle el don del amor incondicional, del respeto y del apoyo que con tanta generosidad me han dado en Al-Anon.

Mi madre murió cuando yo tenía nueve años. Mi padrastro obtuvo mi custodia. Al año después de la muerte de mamá, él comenzó a maltratarme física, sexual y emocionalmente. Durante años quise saber el motivo. ¿Por qué le había dado mi madre tanto control sobre mí? Estaba tan furiosa con ella. Nunca le llevaba flores a la tumba.

Después de varios años en Al-Anon, volví a casa para visitar la tumba de mi madre. De pie ante ella, la realidad de su vida me golpeó con fuerza. Su padre había sido un alcohólico violento. Ella había sufrido de cáncer desde los veintisiete años y tenía treinta y dos cuando murió. Era una mujer enferma y aterrorizada que cuidaba de una niña. Si no fuera por Al-Anon, todavía sentiría ira y resentimiento contra ella. De pie ante su tumba, sentí compasión por mi madre y comprendí que las circunstancias le habían impedido tomar mejores decisiones para mí. En ese momento, me di cuenta de que mamá y yo no éramos tan distintas. Ella sufría de la enfermedad del alcoholismo, tal como yo. Pude perdonar a mi madre por las decisiones que habían dificultado tanto mi vida. Antes de partir, coloqué un ramo de flores sobre su tumba.

Me ha llevado mucho tiempo reconocer que me afectó más mi madre que la persona alcohólica en nuestro hogar. Al darme cuenta de eso me invade un profundo sentimiento de pérdida por lo que pudiera haber sido si mi madre hubiera alcanzado la recuperación. Ya han pasado tres años desde que murió, y no tuvimos la oportunidad de reparar nuestra relación. Mi recuperación en Al-Anon ha tenido mucho que ver con mi madre. Por ella asistí a mi primera reunión. No es que ella me presentara el programa; más bien, me di cuenta de que comenzaba a comportarme como ella. Durante mi adolescencia, hice la promesa de que nunca sería como mi madre, ¡y aquí me tenían, empezando a actuar tal como ella! Me consideré una víctima. Tenía una personalidad explosiva. Cuando la vida no marchaba como yo quería, gritaba y me enfadaba. Me sentía deprimida y agotada después de los arranques de ira, y el sueño se convirtió en mi escape.

Con la ayuda de Al-Anon, he podido ver a mi madre desde una nueva perspectiva. Cuando me di cuenta de que ella también había sido afectada por la enfermedad del alcoholismo (su abuelo y mi padrastro eran alcohólicos), pude sentir compasión hacia mi madre. Hoy puedo valorar los dones que ella me dio. Me enseñó a ser hospitalaria. Era inteligente, disfrutaba aprender nuevas cosas y le encantaba explorar el mundo. Cuando veo quién soy en la actualidad, miro una imagen de mí radiante por todos los dones que he recibido tanto de Al-Anon como de mi madre. Y me siento agradecida.

Preguntas para la reflexión y la meditación

• ¿De qué manera afecta mi crianza en un hogar alcohólico mis actitudes hacia la vida familiar en el presente?

• ¿En qué aspectos penosos de mi pasado prefiero no pensar?

• ¿Reconozco en mí mismo sentimientos de ira por las pérdidas sufridas durante mi niñez en un hogar alcohólico? ¿Qué me dicen estos sentimientos de ira acerca de mí mismo?

• ¿Cuáles son las tres simples cosas que puedo hacer para ocuparme mejor de mí mismo la próxima vez que esté con mi propia familia?

• ¿Qué significa el perdón para mí?

• ¿Qué me puede enseñar la Oración de la Serenidad sobre la aceptación de mi familia tal como es y sobre mi deseo de que aún pueda convertirse en la familia que siempre quise?

• ¿Estoy dispuesto a reconstruir una relación con mis padres u otros familiares?

• ¿Cómo daña o ayuda mi concepto de familia a mi sentido de bienestar?

Las pérdidas en las relaciones

"El duelo por la pérdida de una relación es similar al duelo por un fallecimiento."

La vida está llena de cambios. Así también están nuestras relaciones. Si tenemos suerte, unas pocas relaciones durarán toda la vida. Algunas durarán años, otras, meses o semanas. Independientemente de la duración, todas nuestras relaciones nos enseñan mucho acerca de nosotros mismos y pueden ayudarnos a ver los aspectos en los que nos gustaría progresar o cambiar. La verdad es que cualquier cambio en nuestras relaciones puede desencadenar en pérdidas. Por ejemplo, un Padrino o Madrina de mucho tiempo puede irse de la ciudad, o nuestra reunión preferida a la que hemos asistido durante años puede llegar a su fin. Podemos divorciarnos o separarnos de un cónyuge o pareja. Podemos decidir distanciarnos de padres, familiares, amigos o hijos adultos alcohólicos, o ellos pueden alejarse de nosotros.

La mayor parte de las relaciones a largo plazo atraviesan períodos de luchas y cambios. Aun si una relación continúa, pueden suceder cosas que la modifiquen de forma permanente, y eso repercute profundamente en nuestras vidas. Aunque sigamos viendo a nuestro ser querido de manera constante, podemos todavía sentir una sensación de pérdida.

Nuestra tarea en Al-Anon no se trata sólo de que cicatricemos nosotros sino también de cicatrizar nuestras relaciones. Cuanto más tiempo pasamos en Al-Anon, más cómodos nos sentimos con la práctica de nuevos comportamientos. Ya no intentamos imponer soluciones, y empezamos a cuidarnos de nosotros.

Al comenzar a recuperarnos, nuestras relaciones también pueden cambiar, y algunas de ellas terminarán debido a la recuperación. A veces tomamos la decisión de abandonar una relación y a veces la otra persona decide partir. Sin embargo, algunos hemos tenido la suerte de ver cómo florecen y crecen nuestras relaciones gracias a la recuperación.

¿Me voy o me quedo?

"Pese a que era un poderoso líder y tenía éxito en mi carrera profesional, mi matrimonio estaba siendo dominado por el alcoholismo de mi esposa. Llegué a encontrarme como un ser

*humano quebrantado ante las puertas de Al-Anon. Un amigo
me aseguró que allí encontraría ayuda. Recordaba a Al-Anon
como el 'grupo de mujeres' de mi infancia, pero en poco tiempo
descubrí que en Al-Anon también había lugar para los hombres.''*
Muchos decidimos hacer la prueba con Al-Anon cuando nos
dimos cuenta de que los grandes esfuerzos en tratar de mejorar la
relación con el alcohólico no funcionaban. Nuestra distorsionada
manera de pensar puede habernos convencido de que nuestra tarea
era mostrarle al alcohólico una mejor forma de vida. Al inicio,
puede ser que hayamos pensado que Al-Anon podía darnos algunas nuevas ideas.

No nos llevó mucho tiempo darnos cuenta de que Al-Anon no
se trataba de componer al alcohólico. Al principio tal vez nos hayamos resistido a renunciar a nuestras viejas formas de pensar.

*"Vine a Al-Anon para componer a mi esposo quebrantado, pero
me dijeron que yo tenía que cambiar. No obstante, si le soltaba
las riendas al intento de componerlo, ¿qué más podría hacer?
Así es como era yo: víctima del dolor constante. Me encantaba
ese papel y no lo quería abandonar''.*

Antes de decidir si ponemos fin a una relación, muchos hemos
considerado que es beneficioso hacer un examen del Cuarto Paso.
Al encarar nuestros propios defectos de carácter, llegamos a reconocer la forma en que el propiciar y rescatar de nuestra parte puede
haber contribuido con nuestras relaciones enfermizas. Compartir
nuestros elementos de comprensión con un Padrino o Madrina, o
con un amigo de confianza de Al-Anon nos ayuda a ver los aspectos
que deseamos cambiar para evitar cometer los mismos errores en
el futuro.

*"Después de que comencé a practicar los Pasos, reconocí mi propia
complicidad en nuestros asuntos conyugales''.*

Algunos decidimos permanecer con el alcohólico. Tal vez no
estemos listos para irnos o puede ser que no queramos hacerlo.
Si nuestro ser querido está enfermo, dejar la relación tal vez no
sea una opción viable. Podemos quedarnos porque abrigamos la
esperanza de que si practicamos los principios de Al-Anon nuestra relación mejorará. También podríamos optar por quedarnos

porque la relación ya ha mejorado o, aunque no haya sucedido así, porque nuestra actitud con respecto a ella ha cambiado. Otras personas llegan a tomar la difícil decisión de irse. Al-Anon no está a favor de ninguna decisión cuando se trata de nuestras relaciones. Sólo nosotros sabremos lo que más nos conviene. Podemos tener la libertad de decidir, sabiendo que recibiremos apoyo sea cual fuere nuestra decisión.

Si tenemos dudas sobre los pasos que se deben seguir, simplemente podemos hacer una pausa para apaciguar la mente. Asistir a una reunión puede constituir un enorme alivio. Estar frente a personas que se esfuerzan por construir vidas más sanas puede ayudarnos a ganar confianza y claridad. Con el apoyo de otros miembros, podemos obtener la fortaleza para tomar decisiones que una vez parecían infranqueables.

Cuando aplicamos el lema "Que empiece por mí" a nuestras relaciones, hacemos un esfuerzo conjunto para centrar la atención en nosotros mismos. En lugar de dejar nuestras vidas en suspenso y esperar que las demás personas cambien, comenzamos a considerar lo que podemos hacer para mejorar nuestra situación. Cuanto más centramos la atención en nosotros, mejor equipados estaremos para abordar cualquier cambio que pueda producirse en nuestras relaciones.

Cuando la decisión de partir es nuestra

Ocuparnos de nosotros mismos podría significar que debamos tomar la difícil decisión de poner fin a una relación. No es sólo el matrimonio o la relación de pareja lo que decidimos dejar. Puede ser que pongamos fin a relaciones con ciertos amigos, con miembros de la familia y hasta con nuestros hijos. Aunque nosotros podemos ser los que empecemos con el rompimiento de la relación, y aunque no sintamos ningún pesar, aún puede esperarse que experimentemos los mismos sentimientos de dolor y pérdida que surgirían si la decisión no fuera nuestra.

La negación, la culpa y la falta de respeto a uno mismo pueden habernos mantenido en una relación enfermiza o abusiva con el alcohólico durante años. Mientras esperábamos que la relación con el alcohólico mejorase, quizá estuvimos anticipando un resultado específico.

"El programa me ayudó a darme cuenta de que ya no podía esperar que mi esposo alcanzara la sobriedad para que yo pudiera seguir viviendo. Para poder tener una vida del todo, tendría que cambiar."

En innumerables ocasiones quizás nos hayamos convencido de no irnos, volviendo a tener presente en nuestras mentes las diversas escenas de desastre que ocurrirían si lo hacemos. A lo mejor temamos no poder sobrevivir sin el alcohólico, o tal vez nos preocupemos de que el alcohólico caiga en una vida de desesperación, de enfermedades crónicas o aun de muerte si nos marchamos. El alcohólico puede culparnos por haber puesto fin a la relación o nosotros podemos asumir esa culpa.

Algunos pasamos por momentos de remordimiento por la decisión de poner fin a una relación, recordando los buenos momentos compartidos centrando demasiado la atención en los atributos positivos de la otra persona. Podemos "olvidarnos" por un tiempo del motivo de interrumpir la relación, pasando por alto los años de maltratos, de luchas, o de soledad. Puede ser útil recordar que el remordimiento es a menudo una parte del dolor. El hecho de sentir remordimiento no significa que la decisión sea mala.

Algunas amistades tal vez hayan funcionado antes de la recuperación, pero hoy nos damos cuenta de que esas relaciones no nos satisfacen. Esto es debido a que hemos cambiado. Si tenemos suerte, nuestros amigos y seres queridos aceptarán los cambios que ven en nosotros. A veces la recuperación puede ser un catalizador de cambios en nuestras relaciones. En otras ocasiones, descubrimos que lo que más nos conviene es ponerle fin a ciertas relaciones destructivas y construir, en su lugar, relaciones nuevas y más sanas.

Cuando la decisión de partir no es nuestra

A veces la decisión de poner fin a una relación no depende de nosotros. No todas las personas van a aceptar nuestros cambios y algunas puede ser que se pregunten sobre lo que le sucedió al "antiguo" yo. Hemos centrado tanto la atención en los demás durante tanto tiempo que hasta nos pueden acusar de ser egoístas por ocuparnos de nosotros mismos. Quienes no pueden o no quieren aceptar nuestra recuperación podrían decidir ponerle fin a su relación con nosotros.

Al principio nos resulta difícil permitirnos creer que la relación se haya terminado. Tal vez nos sintamos renuentes a seguir adelante, pues abrigamos la esperanza de una reconciliación. Si esperábamos que nuestras relaciones mejoraran gracias a la recuperación, no es fácil aceptar que algunas de ellas se terminen. Podemos obsesionarnos por lo que podría haber sido o por lo que podríamos haber hecho de otra manera. Si las dos personas involucradas están dispuestas, una conversación abierta y franca puede ayudarnos a entender cómo podemos haber contribuido a los problemas de la relación. Esta forma de introspección nos permite aprender de nuestros errores y aplicar lo que hemos aprendido a nuestras relaciones futuras.

"Vive y deja vivir" nos recuerda que no podemos controlar las acciones ni las decisiones de otra gente. Si alguien decide ponerle fin a una relación con nosotros, ese es su derecho. Si nos hemos atribuido la idea de que el éxito o el fracaso de nuestras relaciones es sólo responsabilidad nuestra, a lo mejor nos culpemos cuando una relación termina. Podemos tener presente que cada persona desempeñó un papel en la relación. Si una relación se termina, eso no quiere decir que necesariamente tengamos la culpa. Ya sea que alguien quiera o no estar con nosotros, aún somos dignos de amor y respeto.

El hecho de que no hayamos decidido ponerle fin a una relación no significa que no tengamos ninguna opción. Aun tenemos la capacidad de decidir cómo responderemos. En el pasado, tal vez nos hayamos castigado o asumido el papel de víctimas. Ya no tenemos que considerarnos víctimas nunca más. Hoy podemos decidir estar con gente sana que desea estar con nosotros.

La separación y el divorcio a causa del alcoholismo

El alcoholismo puede robarnos la intimidad emocional, física y sexual que es esencial en un matrimonio o una relación de pareja sanos. La mayoría de nosotros lo intentó todo para lograr que el alcohólico dejara de beber. Oramos, lloramos, amenazamos con irnos, rogamos y les pedimos que solicitaran ayuda. Estuvimos junto a nuestro cónyuge o ser querido alcohólico durante muchas borracheras y a lo largo de años de maltrato verbal, emocional o físico. Aunque nos hayamos dedicado devotamente a la relación, la enfermedad hizo que el alcohólico no estuviera disponible ni emocional ni físicamente.

Después de tanta angustia, muchos hemos llegado a aceptar que nosotros solos no podemos reparar nuestra relación. Reconocemos que la convivencia con el alcoholismo nos ha afectado física, emocional y espiritualmente. A lo mejor nunca nos imaginamos que estaríamos ante el dilema del divorcio o la separación, pero ahora lo estamos. Aceptar que la relación que una vez tuvimos ya no existe puede ser devastador. Sin embargo, es muy probable que hayamos estado de duelo por la pérdida de nuestra relación con el alcohólico mucho más antes de que esta terminara oficialmente.

Para quienes somos padres, tal vez no podamos comprender el tener que separar a nuestros hijos del padre alcohólico. Quizás nos preocupemos de que eso sea demasiado traumático para ellos. Para otros, el ver los efectos del alcoholismo en nuestros hijos nos indujo a irnos. Algunos tomamos la decisión con rapidez, mientras que otros pueden luchar durante años por tomarla. Personas bien intencionadas e incluso miembros del clero pueden habernos aconsejado no dejar al alcohólico. No podemos permitir que las opiniones o creencias morales y religiosas de otra gente determinen la decisión que debemos tomar. Respetar al pie de la letra consejos de otras personas nos ha llevado a muchos a culparnos por la disolución de nuestras familias, en lugar de reconocer que la enfermedad del alcoholismo era la culpable.

La decisión de divorciarse o de separarse a menudo puede ser una decisión de decirle sí a la vida. En el pasado, tal vez hayamos puesto en suspenso nuestras vidas con la esperanza de que las cosas mejoraran. Puede ser que hayamos tenido el propio convencimiento de que si el alcohólico dejara de beber, entonces podríamos ser felices.

Al-Anon nos enseña que somos responsables de nuestras propias vidas y de nuestra propia felicidad. Tal vez tengamos que lamentar todo el tiempo transcurrido preocupándonos por alguien más o intentando controlarlo. La buena noticia es que ahora podemos utilizar ese tiempo para nuestro propio beneficio.

El restablecimiento de las relaciones con nuestros hijos adultos

Ya sea que el alcohólico alcance o no la sobriedad o que nosotros continuemos o no en la relación, aún tenemos que encarar los efectos del alcoholismo en nuestros hijos. Cuando eran pequeños, a lo mejor pensábamos que podíamos impedir el sufrimiento de ellos por medio de nuestro intento de compensar la falta de atención que debieron haber recibido por parte del alcohólico. Algunos tratamos de educar a nuestros hijos acerca del alcoholismo o los exhortamos a que asistan a Alateen. Si bien estos esfuerzos pueden haber sido útiles, no pudimos impedir que nuestros hijos se vieran afectados por la enfermedad familiar del alcoholismo.

Los efectos de haber crecido en un hogar afectado por el alcoholismo continúan en la mayoría de los hijos hasta la edad adulta. Los hijos pueden sufrir de angustia, depresión y escasa autoestima. A muchos se les hace difícil confiar en otra gente. Pueden optar por relaciones con otros alcohólicos o luchar con sus propias adicciones. Como padres, pudimos haber enviado a nuestros hijos adolescentes a centros de tratamiento contra el alcohol o haberles pedido que se fueran de la casa. Tuvimos que fijar límites y luego reunir el valor para aplicarlos.

En Al-Anon aprendemos que no podemos controlar las decisiones de nuestros hijos adultos, lo cual, como padres, puede ser demasiado difícil de aceptar. A pesar de todo, cuando nuestros hijos eran pequeños, éramos responsables de su bienestar y tomamos decisiones que creíamos que los beneficiarían de la mejor manera. Una vez que los niños han crecido, puede ser difícil permitirles tomar sus propias decisiones, en especial si consideramos que dichas decisiones son poco inteligentes o son perjudiciales. Esto no significa que pasemos por alto los problemas a medida que surgen. Podemos aun expresar nuestras preocupaciones si se nos pregunta, pero no tenemos que resolver cada problema que se les presenta.

"Estoy aprendiendo a soltar las riendas de mis preocupaciones por el bienestar de mi hijo, de manera que él pueda recurrir a su Poder Superior y obtener ayuda".

Nuestro impulso de rescatar a nuestros hijos puede en realidad impedirles encontrar sus propias soluciones. Lo que sí *podemos* hacer es confiar nuestros hijos al cuidado de nuestro Poder Superior.

"Cuando mis hijos adultos no se comportan como creo que deben, intento recordar 'Vive y deja vivir'. Cuando creo que están pasando por algún problema, tengo presente que no puedo librar ninguna batalla en su nombre. Pese a que es doloroso verlos tropezar, debo 'Soltar las riendas y entregárselas a Dios'. Es suficientemente difícil para mí seguir mi propio camino. Una manera de respetar a mis hijos es permitirles que caminen por el suyo".

Puede ser fácil culparnos por los problemas de nuestros hijos, en especial después de que nos llegamos a dar cuenta de los efectos dañinos de la convivencia con el alcoholismo. Podemos cuestionar la labor que hicimos como padres, y dudamos de si protegimos a nuestros hijos lo suficiente o si los protegimos demasiado; de si fuimos demasiado severos o muy indulgentes con ellos. Como pasamos tanto tiempo centrando nuestra atención en el alcohólico, a lo mejor dudemos de si le dedicamos bastante de nuestra energía a nuestros hijos. Nuestras preocupaciones serán mayores aun si nuestros hijos nos culpan por sus problemas.

La culpa por errores pasados puede mantenernos atrapados. Es útil tener compasión por nosotros mismos y por nuestros hijos. Aun si cometimos errores en el pasado, no causamos el alcoholismo de nadie, tampoco el de nuestros hijos adultos. Sencillamente, no tenemos esa clase de poder. Podemos tener presente el perdonarnos. Podemos aceptar que hicimos todo lo posible en el momento con los recursos de que disponíamos. Hoy podemos comprometernos a hacer las cosas de manera distinta. ¿Cómo podemos hoy estar al lado de nuestros hijos? Podemos ofrecerles nuestro amor, apoyo y estímulo. Podemos planear una forma de vida más sana. Podemos hablarles con honestidad acerca de los errores que cometimos. Podemos escuchar sin estar a la defensiva si ellos desean hablar sobre su niñez. Podemos darles espacio para sus sentimientos y experiencias aunque cuando pudiéramos ver las cosas de otra manera.

Las vidas de nuestros hijos tal vez no hayan sido como lo esperábamos, pero no podemos impedir que aprendan las lecciones que hoy están destinados a aprender. Cualquier problema que estén enfrentando, son ellos quienes lo tienen que enfrentar. Ellos tienen su propio camino, su propia travesía. Aunque nos resulte poco claro ahora, tal vez nuestros hijos están destinados a pasar exactamente por lo que están pasando por alguna razón.

Los miembros comparten su experiencia, fortaleza y esperanza: Las pérdidas en las relaciones

Había estado en el programa varios años cuando mi esposa decidió dejarme a mí y dejar a nuestros hijos para intentar la sobriedad. Su partida me indujo a tomar el Primer Paso en nuestro matrimonio. Acepté que no era lo que yo estaba pretendiendo que era y nunca sería lo que yo quería que fuera. Los verdaderos hombres lloran y yo lloré por la pérdida de la ilusión de mi matrimonio. Lo hablé con otros miembros de Al-Anon y lo compartí en reuniones. Mientras eso pasaba, prometí que nunca viviría de nuevo con el alcoholismo activo. Cuando mi esposa regresó a casa meses después, fijé el límite de no tolerar más el alcoholismo activo en nuestro hogar.

Ella estuvo sobria durante dos años y luego tuvo una recaída. La enfermedad progresó con rapidez. Yo sabía que mientras estuviéramos juntos, el hecho de que yo propiciara le impediría lograr la sobriedad a largo plazo. Fue entonces que apliqué el límite que había fijado. Inicié el divorcio y pedí la custodia completa de nuestros hijos. La noche en que tomé mi decisión, leí en nuestra Literatura Aprobada por la Conferencia acerca del divorcio, y oré y medité con mi Poder Superior. Le escribí una carta a mi esposa sobre mi deseo de pedir el divorcio. Antes de dársela, la compartí con mi Padrino para garantizar que mis palabras eran amables y respetuosas y que expresaba mi papel en esta situación de forma apropiada. Mi dolor fue más intenso cuando acepté que mi matrimonio era una ilusión que cuando me divorcié. Creo que esto me permitió estar más cerca de mis hijos cuando ellos encaraban sus propias dificultades al luchar con la situación del divorcio y la enfermedad de su madre.

Vine a Al-Anon una semana después de mi trigésimo aniversario de casados, el cual tuve que resignarme a no celebrar. Había decidido que ya no podía lidiar con el alcoholismo de mi cónyuge y que no podía seguir con el matrimonio. Mi dolor al pensar en ponerle fin a nuestro matrimonio y en la pérdida del amor y de los sueños que una vez tuvimos fue agobiante. Aceptar que el alcoholismo no se detendría (que no íbamos a vivir felices nunca más ni a gozar de una vida normal juntos) resultó más difícil de lo que yo podía aguantar. Lloré durante semanas.

Después de este punto de ruptura, llegué a la conclusión de que mi cónyuge y yo nos podríamos beneficiar de alguna ayuda externa. Ninguno de los dos lo había considerado antes debido a que vivíamos negando los problemas. Tomé en cuenta diversas opciones, una de ellas era Al-Anon. Por fortuna, al día siguiente me encontré con alguien que conocía que estaba en el programa. Me atreví a preguntarle acerca de la hora y el lugar de una reunión. Me trajo una serie para recién llegados al día siguiente. Leí ansiosamente los folletos y lloré todo el tiempo en que leí el folleto: *Alcoholismo, un carrusel llamado negación*. En un momento u otro de nuestro matrimonio, mi cónyuge y yo habíamos representado todas las escenas mencionadas en él.

Estaba muy asustada y aturdida durante la primera reunión. Reconocer mis problemas en voz alta ante extraños no fue fácil. Mi esposo es aún un bebedor activo y todavía estamos casados.

Reconocer que el alcoholismo es una enfermedad me permitió tratar a mi esposo con respeto en lugar de desprecio. Hoy sé cómo desprenderme del rencor y no reaccionar. Sé que mi felicidad no depende de lo que otros digan o hagan. Lo que es aún mejor, sé que no causé la enfermedad, no puedo curarla, y no puedo controlarla. Asistir a esa primera reunión de Al-Anon fue lo mejor que he hecho por mí misma. Creo que Al-Anon salvó mi matrimonio y mi vida.

Vine a Al-Anon para tratar de salvar mi matrimonio con un alcohólico. Mi esposo se había convertido en un ser distante y frío y, aunque vivíamos en la misma casa, llevábamos vidas separadas. Sabía que él era alcohólico cuando me casé pero no sabía nada acerca del alcoholismo. Yo pensaba que se había curado porque no bebía y me dijo que ya no tenía que asistir a reuniones. Yo justificaba su ira, sus cambios de humor, su silencio y su necesidad de culparme pensando que todo era culpa mía. Me sentía responsable de todo lo que salía mal. Si él decía que era culpa mía, lo aceptaba. Quería a este hombre profundamente y estaba decidida a hacer que el matrimonio saliera adelante. Hice todo lo posible por tratar de entender qué era lo que marchaba mal en nuestra relación. Ya había sufrido un fracaso matrimonial y no quería otro.

Poco tiempo después de llegar a Al-Anon, me di cuenta de que yo no era la persona que podía solucionar las dificultades de mi esposo y que él no podía curar mi enfermedad. Descubrí que la felicidad es una tarea interna y que la única persona que podía hacerlo verdaderamente feliz era él mismo. Lo mismo aplicaba a mí. Comencé a desprenderme y a practicar el programa, orando siempre con la esperanza de que nuestro matrimonio mejorase.

Un año más tarde, mi esposo me dejó. Fue devastador, pero por fortuna mi año en Al-Anon me había preparado para eso. La relación con mi Poder Superior me ayudó a superar esta época difícil. Todavía extraño y quiero a mi ex esposo, pero sé que mi vida está en manos de un Poder superior a mí que ahora me cuida. Al practicar el programa sigo superándome a la vez que aprendo a aceptar mi pasado.

Me ofrecieron un empleo en otro estado para realizar una tarea para la que me había estado preparando, aunque a veces sin saberlo, durante más de 25 años. Parecía una decisión fácil, excepto en un aspecto: si aceptaba el empleo, tendría que dejar a mi pareja, con quien había convivido durante doce años (el amor de mi vida y mi alma gemela). Él no podía mudarse debido a la situación con su propio trabajo.

Mi pareja y yo nos conocimos en Al-Anon y, con la ayuda del programa, siempre nos alentamos mutuamente a seguir los dictados del corazón; pero la verdad es que mi corazón estaba dividido. Me parecía dificilísimo no incluir mi voluntad en esta ecuación. Había repetido el Tercer Paso todas las mañanas durante años, diciendo que confiaba mi voluntad y mi vida al cuidado del Dios de mi entendimiento. ¿Eran estas simples palabras? ¿Tenían significado? ¿Podía dejar de lado los resultados y confiar en mi Poder Superior?

Me di cuenta de que dependía en gran medida de la oración y la meditación a que se refiere el Undécimo Paso, y hacía todo lo posible para escuchar la voluntad de Dios. En poco tiempo, la respuesta se aclaró. Se me revelaba en los momentos más simples y menos esperados: una lectura en una reunión de Al-Anon, una canción en la radio, una conversación que recordaba de mucho tiempo atrás. Me di cuenta con rapidez y sin duda alguna de que debía aceptar el empleo. También supe que un amor sano y fuerte es más poderoso y resistente que la distancia o el tiempo. Los dos decidimos seguir juntos, en corazón y espíritu, a través de la distancia.

El dolor que surgió nos ha estado invadiendo poco a poco. El dolor que había sentido en experiencias anteriores tendía a disminuir con el tiempo; pero ahora este dolor era aún más intenso. Los amigos me han dicho: "Seguro te estás acostumbrando", pero no es así. Sé que, a diferencia de aquéllos cuyos cónyuges o parejas han fallecido, tengo el privilegio de hablar con mi pareja todos los días y verlo de vez en cuando. El valioso trabajo que llevo a cabo le proporciona un cierto equilibrio a mi dolor y me recuerda que, a pesar del dolor, soy un hombre de suerte. No obstante, el dolor de su ausencia me afecta a diario.

Han pasado más de cinco años desde que acepté el empleo y me mudé, y nuestra situación no ha cambiado. Sin embargo, Al-Anon me recuerda que el mismo Poder que nos guió para que ambos tomáramos la decisión se ocupa de nosotros aun en nuestro dolor. Hasta siento en mi corazón que mi Poder Superior nos ha colocado precisamente donde debemos estar. Cada vez que medito acerca de la situación, y lo hago a menudo, sigo recibiendo una breve respuesta: "Confía". Tengo presente tomar la vida "Un día a la vez", y "Sólo por hoy". Aunque no pueda ver el todo, a medida que crecen mi fe y mi confianza, me doy cuenta de que cada vez tengo menos necesidad de ver ese todo. Mi vida funcionará de la manera en que Dios lo disponga, independientemente de mis intenciones. Esta clase de dolor constante seguirá siendo difícil de enfrentar, pero con la ayuda espiritual que me brinda Al-Anon, verdaderamente recibo consuelo.

Pese a que mi esposo había alcanzado la sobriedad, nuestros hijos comenzaron a comportarse muy mal durante su adolescencia. Al final tuve que tomar la decisión de enviar a mi hijo de diecisiete años a un centro de reinserción social en otro estado, del cual fue expulsado al poco tiempo debido a su constante conducta alcohólica. Él estaba bien, en casa de un amigo, pero yo no estaba bien. Después de derramar muchas lágrimas y de hablar con mi Madrina, ella llegó a la conclusión de que yo seguro estaba de duelo. Me sorprendió su idea pero, después de considerarla, me di cuenta de que tenía razón. No sólo había "perdido" a mi hijo físicamente, sino que los muchos años de alcoholismo lo habían alejado de mí emocionalmente antes de que yo estuviera preparada. Comencé a aceptar ante mí misma y en las reuniones que estaba de duelo, lo que me permitió empezar a cicatrizar.

Solía decir con respecto a mi hijo: "No pude terminar de criarlo". Lo que quería decir era que él no pasó por el proceso habitual de crecer, irse de la casa y seguir adelante. A causa de su comportamiento se hizo pedazos su niñez y vivió lejos de su hogar. Ahora sé que por más penoso que haya sido, eso era lo que tenía que suceder. En Al-Anon escuché historias peores que la mía. El hijo de una amiga murió, y otra amiga no tenía idea de dónde estaba su hijo desde hacía años. Por lo menos yo podía sentirme agradecida de que sabía dónde estaba mi hijo y de que su Poder Superior lo mantenía a salvo. Y aun así, mi dolor era muy real y tuve que sufrirlo como si mi hijo se hubiera muerto. Hoy sé que Al-Anon fue mi salvación. Mi dolor se hizo más tolerable porque no tenía que sufrirlo sola.

Aunque mis padres me querían y deseaban lo mejor para mí, tenían dificultad en aceptar mi homosexualidad. Así que cuando los padres de mi pareja me acogieron con cariño como un miembro más de su familia, descubrí la aceptación que nunca había conocido en la mía. A lo largo de los años, hemos construido una relación muy estrecha. La noticia de que la madre de mi pareja tenía la enfermedad de Alzheimer fue un golpe duro. Me sentí como que esta mujer maravillosa acababa de entrar en mi vida y ya me la quitaban.

Utilizo los principios aprendidos en Al-Anon como ayuda para superar esta pérdida en curso, aunque la situación no tenga nada que ver con el alcohol. El Primer Paso dice: "Admitimos que éramos incapaces de afrontar solos el alcohol". También somos incapaces de afrontar otras enfermedades como la de Alzheimer. Sólo tengo la capacidad de decidir mis propias acciones. Tengo la capacidad de ser paciente, de no juzgar al prójimo y de brindar apoyo. Cuando se me olvida esto, puedo centrar mi atención en los lemas.

"Hazlo con calma" me recuerda que la madre de mi pareja se esfuerza en la medida de sus posibilidades, y también lo hacen todos a su alrededor. Si alguien dice o hace algo debido a la tensión nerviosa, no debo reaccionar de manera inapropiada. Cuando ella colgó su ropa interior como una exposición de arte en el baño, fue una sorpresa para mí pensar: "¿Cuán importante es?" Las apariencias pueden ser simplemente menos importantes que disfrutar con ella del tiempo que nos queda.

Con la enfermedad de Alzheimer, igual que con el alcoholismo, hay días buenos y días malos. "Un día a la vez" me recuerda que no tengo que enfrentar todo el resto de la enfermedad hoy. Sólo debo enfrentar hoy los síntomas de hoy. Mañana puede ser distinto. Si no, será otro día y puedo encarar cualquier cosa que suceda entonces.

A medida que la madre de mi pareja sigue poniéndose peor, estoy seguro de que los instrumentos del programa me ayudarán a salir adelante. Y tal vez pueda compartir estos instrumentos con los demás. ¡Qué alivio saber que puedo utilizar el programa de Al-Anon en otros aspectos de mi vida además del alcoholismo!

Cuando la enfermedad del alcoholismo golpeó a nuestra familia, no sabía cómo se llamaba. Sólo sabía que las cosas cambiaban con rapidez y para peor. Al recordarlo, me doy cuenta de que fue entonces que comenzó mi duelo. Desde mi llegada a Al-Anon, he experimentado muchos cambios; los más recientes han sido en la relación con mi hija. Recibí una nota de ella que decía: "Papá: No te pongas en contacto conmigo". Si esa nota hubiera llegado diez años antes, me hubiera comunicado con mi hija de inmediato para preguntarle cuál era el problema; pero hoy ya no soy ni conciliador ni salvador.

No sé qué impulsó a mi hija a decir esto, pero sé que no puedo controlar sus decisiones. Lo único que puedo hacer es pedirle a mi Poder Superior que nos ayude a ambos en este momento. No estoy seguro de lo que haré si mi hija se pone en contacto conmigo en el futuro. Mi Poder Superior me recuerda de vez en cuando que tengo la opción de encarar la situación desde el ángulo del temor o del amor, pero esa es una opción futura. Por el momento, me sirve de ayuda hablar con mi Padrino y compartir en las reuniones. La lectura diaria de publicaciones de Al-Anon también ayuda. Por suerte ya no tengo que estar de duelo solo como lo estaba en el pasado.

La pérdida de las relaciones con mi suegra y con mi hermana ha sido algo demasiado difícil para mí. Al principio me sentí consternada y enfadada porque ellas no aceptaron el compromiso que asumí de recuperarme. La culpa sobrevino de inmediato, lo que me convenció de que yo era una persona terrible porque mi recuperación las incomodaba. Creo que quieren una relación conmigo tanto como yo la quiero con ellas, pero disentimos en cuanto al tipo de relación que deseamos. Hoy comprendo que no tengo que imponerles mi recuperación. Mi responsabilidad es reparar el mal causado cuando es posible sin perjudicar a otros. En lugar de defender mis decisiones, he aprendido a decir: "Lamento si te sientes herida o rechazada por mi recuperación. Esa no es mi intención".

Ya no quiero tener relaciones basadas en un comportamiento propiciador y enfermizo. Hoy puedo aceptar que mi suegra y mi hermana decidan no relacionarse conmigo, e igual dejar la puerta abierta a la posibilidad de una relación limitada con ellas en el futuro. Lamento la pérdida de la relación con estas dos personas que amo. Puedo tener presente que las buenas cualidades que sé que tienen están allí con ellas, aunque a menudo estén escondidas debido a la enfermedad del alcoholismo. Aun puedo amarlas a pesar de que no esté en contacto con ellas.

Hace unos años, un hombre de quien yo era Padrino decidió que ya no me quería como Padrino. Me dijo que su novia sospechaba que yo era homosexual y que temía que yo lo convirtiera. Él no quería poner en peligro su relación, así que decidió no pasar más tiempo conmigo. En ese momento, pude hacerle saber que en realidad yo era homosexual y que el único motivo de no habérselo comentado antes era que me había dado cuenta hacía muy poco tiempo y todavía estaba aprendiendo a aceptarlo. También le aseguré que no habría aceptado ser su Padrino si hubiera tenido algún interés romántico en él.

Nos separamos, pero su rechazo me maltrató. Me sentí herido y me obsesioné por este incidente durante un tiempo. Fiel a la enfermedad familiar del alcoholismo, aunque tuve la oportunidad de conocer a mucha gente que valoraba mi amistad, seguí centrando mi atención en la persona que no la valoraba.

Al final compartí mis sentimientos con un amigo de Al-Anon y le dije: "No lo entiendo. Si en realidad practicara el programa de

Al-Anon, tendría que centrar la atención en sí mismo. No debería importar lo que otros sean, hagan o digan, porque eso no se manifiesta en él". Mi amigo sonrió y dijo: "Bueno, entonces creo que ya tienes una respuesta". No comprendí su mensaje de inmediato, pero ella había tomado mi dedo acusador y lo había dirigido a mí mismo. La respuesta a cómo encarar esta pérdida era centrar la atención en mí mismo. Era importante para mí hacer mi propio examen y todo lo que necesitara hacer, y "Vivir y dejar vivir". Las opiniones y decisiones de otras personas no son asunto mío y no tengo que tomarlas como algo personal. Si bien mi pérdida fue real y tenía todos los motivos para estar de duelo, las otras amistades que tenía también eran reales. Donde ponía mi atención era algo que yo decidía.

Ya era miembro de Al-Anon en el momento de mi divorcio. Cuando se trataba del matrimonio, tenía una mente cerrada. Creía que la gente debía permanecer unida. Cuando el mío llegó a su fin, pensé que moriría.

La ausencia de mi hija en reuniones familiares era insoportable. Durante las vacaciones, no quería compartirla con el padre que vivía en una ciudad distinta. La quería para mí sola. Cuando se fue de casa a la edad de quince años, pensé que no sobreviviría al dolor, la vergüenza y la soledad. También había perdido a mi familia política, y mis amigos más íntimos dejaron de llamarme después de mi divorcio, a pesar de que nunca lo hubiera esperado. Estaba resentida porque ya no tenía lugar entre las parejas casadas que mi esposo y yo conocíamos. Me parecía que todo aquello que me importaba había desaparecido y me consideré un fracaso por fallarles a quienes amaba. Seguí asistiendo a las reuniones y comencé a aprender una nueva forma de vida en Al-Anon. Empecé a recuperar a mi familia perdida por medio de las nuevas amistades llenas de afecto que hice con otros miembros de Al-Anon. Poco a poco, empecé a sentirme viva otra vez, a sentirme más confiada y digna de amor. Mi estrecho mundo anterior se empezó a ensanchar a medida que aprendía cosas nuevas y conocía gente nueva. En tanto mi vida se tornaba más plena, casi olvidé lo mucho que una vez había sufrido. Fue entonces que mi hija volvió a casa para su último año de escuela secundaria, lo que constituyó un nuevo comienzo juntas. Ahora he encontrado un sentido de propósito renovado mediante el servicio. Mi experiencia me permite ofrecer compasión y estímulo a otros que sufren pérdidas similares. Al-Anon me ha brindado dones espirituales valiosísimos que me condujeron a encontrar un mundo nuevo y a cicatrizar mi divorcio. Hoy puedo afirmar que me he liberado del dolor que me consumía en el pasado.

Preguntas para la reflexión y la meditación

• ¿Por cuál relación estoy de duelo actualmente?

• ¿He realizado un "minucioso y sincero examen de consciencia" para examinar el papel que me corresponde en la relación alcohólica?

• Durante la recuperación, ¿cómo cambian mis expectativas relacionadas con familiares y amigos?

• Si en este momento estoy luchando con la idea de dejar una relación, ¿qué cuestiones afectan mi decisión?

• ¿Es diferente mi duelo si la pérdida de una relación es involuntaria o si es debido a mi decisión?

El fallecimiento de un ser querido

"La enfermedad del alcoholismo deja una estela de dolientes."

Quizás no haya pérdida más grande ni definitivamente ninguna que perdure más que el fallecimiento de un ser querido. Muchos nos hemos sentido consternados cuando recibimos la noticia de la muerte repentina de un ser querido, mientras que otros tal vez han estado presenciando el lento deterioro a lo largo de los años. La muerte de un ser querido deja huellas indelebles en nuestros corazones, ya sea que hayamos perdido a nuestro cónyuge o a nuestra pareja, a un hijo, a un familiar, a una mascota, a un amigo, o a un Padrino o Madrina.

Aunque el duelo es similar en cualquier pérdida, nuestro dolor puede variar dependiendo de la relación. Es distinto perder a un hijo que a un cónyuge, o perder a un padre que a un hermano. Muchos de los que hemos sido afectados por la enfermedad del alcoholismo a menudo tenemos relaciones más estrechas con amigos que con familiares. Para nosotros, la muerte de un amigo puede ser más devastadora que la muerte de un familiar.

Un fallecimiento debido al alcoholismo también puede ser distinto de otros que podemos haber sufrido. Cuando nuestro ser querido muere sin alcanzar la sobriedad, también se pierde cualquier esperanza de que quien es alcohólico encuentre ayuda. Lamentamos la relación que anhelábamos con el ser querido y las diversas formas en que el alcoholismo ha afectado nuestras vidas. Podríamos sentirnos como si tuviéramos toda una vida de pérdidas que lamentar. La verdad es que nuestro duelo comenzó mucho tiempo antes de la muerte de nuestro ser querido.

Comprendiendo nuestros sentimientos

Mientras el alcohólico aún vivía, abrigábamos la esperanza de que la recuperación se pudiera lograr. Pensábamos que si orábamos con suficiente vehemencia, podríamos haber prevenido la muerte del alcohólico. Ahora seguro sentimos que nuestras oraciones no fueron escuchadas. Si nuestro ser querido nunca alcanzó la sobriedad, podemos sentir ira por su incapacidad de reconocer que tenía un problema y solicitar ayuda. Podemos sentirnos enfadados por la manera devastadora en que el alcoholismo ha afectado nuestras vidas, o por la propia enfermedad y el modo insidioso en que destruye familias y arruina vidas.

El viaje de la negación a la aceptación constituye una gran parte de la etapa inicial de nuestra recuperación. Una vez que nos damos cuenta de cómo la negación ha afectado nuestras vidas, ya no queremos volver atrás nunca más; pero cuando nos enteramos de la muerte del ser querido, tal vez sea demasiado aceptarla de repente. La primera reacción quizás sea sentirnos adormecidos, lo que puede ser especialmente confuso para los que nos hemos esforzado tanto para enfrentar nuestros sentimientos.

Sin negación, sin embargo, tal vez no podamos funcionar del todo. Seguramente no podríamos hacer los arreglos necesarios relativos al funeral o al entierro, ni ocuparnos de los muchos detalles logísticos que se deben atender cuando alguien muere, o apoyar a nuestros hijos o a otros familiares. Es probable que ni podamos levantarnos de la cama sin un poquito de negación. Cuando enfrentamos una muerte, la negación nos protege hasta estar listos para aceptar lo sucedido. Aunque sentirse adormecido puede ser desconcertante, podemos confiar en que sea temporal.

Alivio

Cuando su esposo murió, una persona del programa de A-Anon se sorprendió al sentir una profunda sensación de alivio: "Significaba que sería libre, más libre de lo que nunca había sido durante nuestra vida juntos". Un hombre sintió alivio al saber que su esposa ya no sufría por causa de la enfermedad. Un padre compartió diciendo: "No estoy seguro de que mi hijo haya encontrado paz en la tierra; pero agradezco que no haya dejado una esposa o un hijo que tuviera que afrontar el dolor de su alcoholismo". Muchos nos sorprendemos de sentir alivio cuando el alcohólico muere.

Tales sentimientos de alivio a menudo nos hacen cuestionarnos si algo anda mal con nosotros. Si sentimos alivio, ¿significa que estamos contentos de que el alcohólico haya partido? Los que no entienden la enfermedad del alcoholismo pueden criticarnos o juzgarnos mal, pues suponen que el alivio que sentimos quiere decir que no queríamos al alcohólico. Por temor a parecer crueles, podríamos dudar en admitir este sentimiento de alivio, aun ante otros miembros de Al-Anon. La idea de que nuestros sentimientos son singulares y que nadie podrá comprendernos puede ser preocupante.

Si corremos el riesgo de compartir lo que sentimos con nuestro Padrino o Madrina con otro miembro de Al-Anon, veremos que no somos los únicos que hemos experimentado estas emociones. Nuestros sentimientos de alivio no entrañan falta de amor por el alcohólico. Tal vez el alivio se deba a nuestra compasión por alguien que ya no sufre, o tal vez estamos aliviados porque nosotros mismos nos hemos liberado.

Frente a un suicidio o una muerte repentina

El suicidio es una realidad trágica del alcoholismo que lamentablemente muchos hemos tenido que afrontar. El dolor de convivir con una adicción puede convertirse en algo intolerable. Para los que eligen este camino, la decisión de suicidarse puede parecerles la única salida a su sufrimiento. Enterarse de un suicidio puede hacer que nuestro mundo se vuelva al revés. Después de la consternación inicial, puede ser que nos culpemos por no haber visto las señales de advertencia. Puede ser que nos sintamos responsables de algún modo al creer que podríamos haber hecho algo para impedirlo.

De la misma manera, muchos alcohólicos mueren de repente e inesperadamente por problemas de salud desconocidos o imprevistos, o por accidentes debidos al alcohol. Aunque nunca podamos estar preparados por completo para enfrentar la muerte, encarar un suicidio o una muerte repentina representa una carga particular. Se nos roba la posibilidad de despedirnos del ser querido, de poner fin a asuntos inconclusos entre nosotros, o de reparar el mal causado.

Podemos vacilar entre culpar al alcohólico o a nosotros mismos. No podemos dejar de sentir que la muerte del ser querido podía haberse evitado. Nos decimos: Si me hubiera esforzado más, tal vez podría haber impedido esta situación. Si hubiera insistido más. Si no hubiera insistido tanto. Si el alcohólico no hubiera sido tan obstinado. Si, si, si".

Estos "si" son una reacción natural a la noticia de que nuestro ser querido se ha ido de verdad. Es parte de la forma en que la realidad se desvanece a medida que nuestras mentes luchan con el golpe. Aunque tratemos de analizar o de encontrarle sentido a la muerte del ser querido, no es seguro que podamos comprenderla plenamente. Practicar el Primer Paso nos ayuda a reconocer que no podemos controlar la vida de nadie más. Culparnos a nosotros mismos por la muerte de otra persona representa una carga muy pesada. Al reconocer nuestra incapacidad sobre las acciones de nuestros seres queridos, empezamos a percibir que sus vidas estaban fuera de nuestro control. Sólo cuando podamos aceptar esto, es que verdaderamente podemos comenzar a aceptar su muerte. Cuando su novia se suicidó, un miembro se dio cuenta de que "aun si hubiera visto las señales y hubiera podido postergar esa acción por un día, una semana o un mes, no tenía en absoluto la capacidad de controlar ni cambiar el resultado final".

Al afrontar un suicidio o una muerte repentina, podemos sentirnos como que nuestro Poder Superior nos ha dado más de lo que podemos hacer. En nuestra frustración, puede ser que nos alejemos de nuestro Poder Superior por un tiempo. Si no podemos orar por nosotros mismos, podemos pedirle a otros que lo hagan por nosotros. Está bien sentir ira. Está bien hacer una pausa. Nuestro Poder Superior puede aguantarlo. Tal como con cualquier relación, atravesaremos períodos de ira. ¿Por qué debería ser distinta la relación con nuestro Poder Superior? No le hacemos ningún favor a ninguna de nuestras relaciones cuando negamos nuestros sentimientos. En realidad, el sentirnos lo suficientemente a gusto al expresarnos demuestra la fortaleza y la resistencia de nuestra relación, aun con nuestro Poder Superior.

Cuestiones no resueltas y asuntos inconclusos

La enfermedad del alcoholismo puede seguir afectándonos incluso después de la muerte del alcohólico. Si tuvimos suerte, pudimos resolver los problemas de nuestra relación antes de la muerte de nuestro ser querido. Sin embargo, algunos no tuvimos esa oportunidad y ahora quedamos con asuntos inconclusos. Si no hemos tenido la oportunidad de expresar o de resolver nuestras aflicciones o de reparar el mal, es posible que nos sintamos agobiados por la culpa, el remordimiento o el resentimiento. Aun así podemos ocuparnos de nuestra relación aunque nuestro ser querido haya muerto. De hecho, algunos miembros han reconocido que la muerte del alcohólico les dio la libertad de examinar con mayor franqueza algunas de las cuestiones que no pudieron discutir ni resolver cuando el ser querido aún vivía. Si este ser querido acaba de morir, la idea de profundizar en asuntos inconclusos puede ser desalentadora en este momento. Cualquier cuestión que podamos haber tenido pendiente en nuestra relación todavía estará allí mañana, el próximo mes o el próximo año, o hasta que estemos listos y podamos encararla.

No es necesario abordar todos los problemas o cuestiones al mismo tiempo. El viaje de un miembro a través de los Pasos lo encaminó a la comprensión de lo siguiente: "Por fin aprendí que no puedo solucionar todos mis defectos de carácter en unas pocas semanas o meses". Los lemas "Primero, las cosas más importantes" y "Un día a la vez" pueden ayudarnos a aliviar parte del peso que cargamos. Podemos permitirnos respirar profundamente por un rato y enfrentarnos a lo que requiere nuestra atención en su momento. Es probable que esto sea suficiente en el momento en que estemos haciéndole frente a la muerte de nuestro ser querido. Cuando estamos listos, podemos empezar el proceso de examinar cualquier asunto pendiente en la relación. Hacer un examen del Cuarto Paso y compartirlo con nuestro Padrino o Madrina o con un amigo de confianza puede ayudarnos a ver cómo podemos haber contribuido a las dificultades en la relación; pero sólo tenemos que aceptar la responsabilidad por nuestras propias acciones. Cuando alguien muere, podemos exaltar sus buenas cualidades con facilidad y olvidar por un tiempo sus faltas. Tenemos que acordarnos que cualquier cuestión que existiera tenía que ver con ambas personas y no era nuestra responsabilidad únicamente.

Aunque nuestro ser querido ya no esté con nosotros físicamente, podemos reparar el mal si es necesario. Podríamos considerar escribir nuestros pensamientos en una carta y llevar la carta a la sepultura del ser querido o a otro lugar tranquilo y leerla ya sea en silencio o en voz alta, o podríamos compartir la carta con nuestro Padrino o Madrina. Podemos hacer lo que sintamos que es correcto. Lo importante es encontrar alguna manera de expresar nuestros pensamientos y nuestros sentimientos.

Cómo enfrentar la muerte de un Padrino o Madrina

Durante la recuperación, algunos encararemos la muerte de nuestro Padrino o Madrina. Para muchos de nosotros, nuestro Padrino o Madrina fue la primera persona que nos amó sin condiciones, que conoció nuestros secretos más íntimos, nuestras luchas y nuestros éxitos. Nuestro Padrino o Madrina nos apoyó, nos desafió y nos alentó, creyendo en nosotros cuando ni siquiera creíamos en nosotros mismos. Algunos nos sentimos más cerca de nuestro Padrino o Madrina que de nuestras familias. La pérdida de alguien que ha sido una parte tan importante de nuestra recuperación, puede ser devastadora.

Podemos aterrorizarnos ante la idea de no tener ya un Padrino o Madrina, y la perspectiva de encontrar otro puede ser desalentadora. Podemos confiar en que algún día encontraremos un Padrino o Madrina nuevo, pero no debemos apresurarnos a hacerlo si no estamos listos. Podemos confiar en que nuestro Poder Superior nos guiará hacia otra persona cuando llegue el momento. Hasta entonces, podríamos dedicarnos algún tiempo a la meditación y pensar en cómo nuestro Padrino o Madrina nos ayudó a llegar hasta donde estamos hoy. Otra manera de hacer perdurar la sabiduría de nuestro Padrino o Madrina es mediante el propio don de servicio en cualquier forma que escojamos. De esta manera, podemos transmitir el amor que nuestro Padrino o Madrina nos brindó con tanta generosidad.

El temor de no poder superarlo

El dolor no es un proceso ordenado. No es lógico, no tiene reglas, y perturba nuestras vidas. Cuando nos atenaza el dolor, se nos puede hacer difícil imaginar un sentimiento diferente del que experimentamos en ese momento. Quizás temamos que la intensidad de nuestras emociones no se reduzca nunca y que, si comenzamos a llorar, nunca nos detendremos. Al mismo tiempo, podríamos sentir una cierta devoción por nuestra tristeza, pensando que es una demostración de nuestro amor. Con base en esta creencia, tal vez tengamos que luchar para permitirnos ser felices.

Hay pérdidas que nunca superaremos; es muy probable que nuestra relación con las mismas cambie con el tiempo, pero siempre estarán con nosotros. Podemos confiar en que los principios de Al-Anon aún funcionan en nosotros aunque sintamos que no tenemos la fortaleza para practicarlos. Nos puede ayudar el tener presente que así como nuestra recuperación es un proceso, también lo es nuestro dolor. No es necesario hacer todo a la perfección, ni es necesario encarar nuestros sentimientos a la perfección. Si bien habrá gente que se cuestione el motivo de que no hayamos superado nuestra pérdida, en Al-Anon tenemos la libertad de estar de duelo a nuestra manera y a nuestro ritmo.

El refugio seguro de nuestra hermandad nos proporciona el valor de afrontar nuestros sentimientos y de expresar nuestro dolor cuando estamos listos. Cuando nos permitimos ser vulnerables, damos un paso adelante hacia el alivio de nuestro dolor. De la misma forma, cuando corremos el riesgo de expresarnos con franqueza, brindamos esperanza a otros que luchan con su propio dolor no expresado. La acción simple pero valiente de compartir nuestra historia puede ayudar a otros de manera inimaginable.

El permitirnos seguir adelante

"Mis amigos de Al-Anon me permiten ser precisamente quien soy y estar precisamente donde estoy", dijo un hombre. "Al mismo tiempo, me alientan a no quedarme allí más de lo necesario". A lo mejor titubeamos cuando tenemos que seguir adelante, o podemos sentirnos como que si estuviéramos traicionando a nuestro ser querido al seguir adelante con nuestras vidas.

¿Cómo nos permitimos seguir adelante? Podemos aprovechar las lecciones aprendidas de nuestro dolor y, tal como lo sugiere el Duodécimo Paso, aplicarlas en todas nuestras acciones. Podemos mantener vivo el recuerdo de nuestro ser querido mediante nuestro servicio en Al-Anon. Podemos hacer algo a diario para ocuparnos de nosotros física, emocional y espiritualmente. Antes del comienzo de una reunión, oramos porque estemos dispuestos a escuchar algo que nos consuele. El amor que recibimos en Al-Anon también puede ayudarnos a seguir adelante.

"Recordar en todo momento que en Al-Anon me aman, me ayuda a recordar que el ser que perdí no es mi única fuente de amor."

Nuestras vidas nunca serán las mismas, ni deberán serlo, después de la muerte de un ser querido. Seguir adelante no significa que nos olvidemos de nuestro ser querido, o que hayamos terminado de lamentar su desaparición. Aunque nos parezca difícil seguir adelante, somos testigo de eso en otras personas. Por suerte el plan de nuestro Poder Superior no depende por completo de nuestro acuerdo. Aunque no podamos creer en un futuro para nosotros, podemos confiar en que de todas maneras lo tendremos.

"Todavía extraño a mi esposo. Siempre lo extrañaré; pero gracias a Al-Anon, puedo soltar las riendas del pasado, vivir plenamente el presente, y esperar con optimismo lo que mi Poder Superior mañana tenga dispuesto para mí."

Los miembros comparten su experiencia, fortaleza y esperanza: El fallecimiento de un ser querido

Mi vida cambió para siempre cuando asistí a mi primera reunión Al-Anon de principiantes, impulsado gentilmente por un amigo bondadoso. Mi hijo había intentado seriamente suicidarse y yo me encontraba invadida por el terror y el dolor. En Al-Anon descubrí afecto, comprensión, apoyo, y una cantidad enorme de información sobre una nueva forma de vida. Durante el año siguiente, aprendí a aceptar la realidad de las adicciones y logré tener compasión por mi hijo, alcohólico atormentado y adicto a las drogas. Lamenté la pérdida de mis sueños y esperanzas con respecto a él. Poco a poco, llegué a aceptar mi incapacidad de salvarlo. Al inicio de la espiritualidad que recién descubría, me imaginé envolviendo a mi hijo en una manta y entregándoselo a Dios.

Mi hijo perdió la batalla contra el alcohol y las drogas y se suicidó un año después de mi comienzo en el programa. Me arrastró un torbellino de dolor y devastación y hasta respirar me exigía un esfuerzo conjunto. Acosada por la culpa, me cuestioné todos los aspectos de mis acciones maternales. ¿Cómo pude dejarlo que se deprimiera tanto? ¿Por qué no hice algo más para salvarlo? No me fui de Al-Anon por completo, pero ya no estaba segura de lo que me podía ofrecer. Parecía que los hijos de todo el mundo estaban en recuperación y que de alguna manera yo había fracasado. Asistía a reuniones de vez en cuando pero en general no podía hablar. Sólo permanecía sentada allí. Me encantaban los abrazos y el afecto, pero me sentía casi siempre como extraña. Al final dejé de asistir completamente a las reuniones.

Por la gracia de Dios, permanecí en contacto con algunos amigos de Al-Anon, y después de algunos meses, pude volver. Ahora sé que mi Poder Superior guió mi regreso, y pronto conseguí una Madrina. Con gusto me dediqué a los tres primeros Pasos y acepté mi incapacidad ante la enfermedad. Me di cuenta de que la única posibilidad que me quedaba era confiarle mi dolor intolerable a Dios.

He aprendido mucho acerca de cómo superar las pérdidas y me siento agradecida de haber conocido a otras personas con quienes compartí mi dolor y mi duelo. Sin Al-Anon, no creo que pudiera haber sobrevivido la pérdida de mi hijo.

Después de once años de sobriedad, mi esposo decidió quitarse la vida. El adormecimiento y el dolor que sentí después de su muerte fueron abrumadores. Experimenté una profunda sensación de pérdida en formas diversas. También sentí una ira inmensa, ira por el hecho de que él me hubiera hecho esto a mí y a nuestra familia, e ira por el hecho de que no hubiera encontrado otra solución.

La ira se debía en mayor parte a que él se había llevado, junto con su partida, toda la historia que habíamos compartido. Habíamos sido compañeros de escuela primaria y novios en la secundaria. A lo largo de 35 años de matrimonio, de alguna manera siempre habíamos podido resolver todos los problemas. Ahora todo lo que había compartido con él desapareció. Volví a mi grupo local de inmediato. La gente me brindó compasión y afecto. Mediante reuniones y esfuerzos con mi Madrina, llegué a darme cuenta de que la muerte de mi esposo fue decisión suya y que yo no era responsable de las decisiones de alguien más. Aprendí verdaderamente el significado de "aceptar las cosas que no puedo cambiar" de la Oración de la Serenidad. El aplicar el programa me permite desprenderme de las opciones de alguien más y me da la libertad de adoptar las mías.

Cuando vine a Al-Anon por primera vez, mi hijo era alcohólico activo y drogadicto, mi esposo sufría una depresión clínica severa, y yo no sabía qué hacer. En Al-Anon conocí a otra gente con experiencias similares, pero yo seleccionaba las historias que quería escuchar. Asistía a reuniones pero no practicaba el programa. Me aferraba aún a la esperanza de que si yo comenzaba la recuperación, mis seres queridos me seguirían. Luego, un día de repente me di cuenta de que mientras todos hablaban de ocuparse de sí mismos y de centrar la atención en su propio comportamiento, yo seguía hablando de mi hijo, de mi esposo, de todos excepto de mí. Este despertar fue el comienzo de mi recuperación.

Varios años más tarde, se mis peores temores se hicieron realidad. Mi hijo murió debido a una sobredosis accidental a la edad de 24 años. Menos de dos meses después, su desconsolado padre se suicidó. La consternación y el dolor me agobiaron. Siempre había pensado que podría sobrevivir a casi cualquier cosa, pero nunca a la pérdida de mi familia.

Hoy veo que no sólo sobrevivo sino que me siento agradecida de que estoy viva. El programa de Al-Anon ha logrado el cambio por completo. En mis horas más oscuras, me torturaba pensando en lo que podía haber hecho para cambiar las cosas. Recuerdo pasar muchas noches presa de temor y en la desesperanza. En esos momentos, me centraba mi atención en el Undécimo Paso, pidiéndole a Dios que me mostrara el camino y me diera la fuerza para recorrerlo. Oraba: "Tu camino, Dios, no el mío". Y como por milagro, se abría un camino ante mí que me permitía pasar la noche, la hora siguiente, o a veces sólo el minuto siguiente. Una vez que entregaba mi voluntad, veía que mi Poder Superior estaba allí, sosteniéndome durante la crisis.

Como me crié en un hogar afectado por el alcoholismo, una de las pocas cosas constantes y dignas de confianza en mi vida era mi querida gata. Siempre estaba feliz de verme, y me agradecía hasta el acto de amor más pequeño. Cuando yo estaba triste, temerosa, herida o sola, me escuchaba sin juzgarme. La abrazaba y lloraba y ella me miraba y ronroneaba como diciendo "Esto también pasará". Me brindaba consuelo y compañía durante algunas de las épocas más tumultuosas de mi vida.

Vivió cerca de diecinueve años, y bien hasta los años en que estuve en recuperación en Al-Anon. Como había conocido el amor incondicional de mi gata, pude buscar las mismas cualidades en mis nuevos amigos de Al-Anon. Al-Anon me dio el amor, la aceptación y la guía que necesitaba con desesperación. Cuando mi gata empezó a declinar, mis amigos de Al-Anon me ayudaron a prepararme para su partida. La noche que murió, supe exactamente lo que debía hacer, y tuve el valor de hacerlo. La sostuve en mis brazos y le agradecí todo su amor y amistad. Me miró con sus ojos casi ciegos y me dijo que estaba lista para el viaje. Murió en paz ronroneando, libre ya de dolor.

Mi familia Al-Anon reconoció que el amor adopta formas diversas, incluyendo la relación especial entre un niño de un hogar alcohólico y su mascota. Me dejaron hablar acerca de mi pérdida sin tratar nunca de mitigar mi dolor y sin burlarse nunca de las repercusiones que la gata tuvo en mi vida. Hoy sé que el dolor es el precio que pago por haber amado y haber sido amada.

Luché durante años para salvar un matrimonio de 25 años que no funcionaba. El programa me ayudó a comprender que ya no podía esperar a que mi esposo alcanzase la sobriedad para seguir adelante con mi propia vida. Si del todo quería tener algún tipo de vida, tendría que tomar una decisión. Además, comencé a ver en nuestros hijos los efectos del alcoholismo y la violencia de mi esposo. Ya no podía ser una simple espectadora y permitir que los dañara con comportamientos inaceptables. Si él decidía continuar bebiendo, yo no tenía por qué enloquecer, ni morir con él. Mi esposo se conmocionó cuando solicité el divorcio por la vía legal. Después de muchos años de amenazas vacías, nunca creería que yo seguiría con el trámite.

El día en que el divorcio se confirmó, lamenté el final de un sueño y un matrimonio que podía haber sido. Estuve de duelo por el esposo que solía ser y por el padre afectuoso que podía haber sido. Estuve de duelo por los años desperdiciados preocupándome e intentando controlar su bebida. Hace dos años, mi esposo murió a causa de la enfermedad del alcoholismo. En ese entonces, habíamos estado divorciados durante muchos años y yo había aprendido a aceptar. Gracias al programa, todos nuestros cinco hijos pudieron comprender y perdonar a su padre. En el funeral, mi duelo fue por la persona talentosa, de inteligencia excepcional y bondadosa atrapada en una enfermedad de la que no pudo liberarse. Al mismo tiempo, pude sentir solidaridad, perdón y alivio por el hecho de que su infelicidad había terminado.

He podido encontrar la felicidad de nuevo. Hoy sé que independientemente del dolor que pueda tener que afrontar en la vida, mi Poder Superior y el programa estarán a mi lado para ayudarme a superarlo.

Cuando una recién llegada me pidió que fuera su Madrina, sentí humildad. Mientras ella atravesaba por un doloroso divorcio y encaraba los desafíos que conlleva el ser jefe de familia, yo la escuchaba y le ofrecía consuelo. No conocía sus problemas psicológicos hasta que me enteré de que había intentado suicidarse. Fue hospitalizada e inició un tratamiento. Yo sabía que ella necesitaba ayuda profesional y la alenté a que siguiera el tratamiento.

Era obvio que ya no podía darle la ayuda necesaria para que superara sus problemas. Sabía que tendría que pedirle que buscara otra Madrina, pero nunca parecía que fuera el momento oportuno para decírselo.

Tres meses después, volví de un viaje y encontré un mensaje de ella en mi contestador. Me puse en contacto con mi propia Madrina para discutir el dilema y lograr aclarar de alguna forma la situación. Esa noche recibí una llamada con la noticia de que mi amadrinada se había suicidado. Me sentí devastada.

Durante los años siguientes, estuve muy deprimida. No podía comprender por qué se había matado. ¿Acaso olvidé decirle que mañana sería un día mejor? ¿Le fallé como Madrina? ¿Podría haber impedido su muerte si hubiera estado en casa y hubiera podido hablar con ella? ¿Cómo puede ser que pensara dejar de ser su Madrina? ¿Por qué tuvo que pasarle esto a sus hijos, padres, hermanos, amigos y a mí? Comencé a evitar a los miembros Al-Anon que me querían como Madrina y al final me retiré del programa.

En esa época, descubrí que estar sola con mi dolor me impedía cicatrizar la pérdida, y por fin un día volví a Al-Anon y empecé a compartir mi dolor. Con el amor incondicional de los miembros, llegué a darme cuenta de que había hecho todo lo posible para ayudarle a mi amadrinada. Hoy me consuela saber que ella está con el Dios de su entendimiento.

––––––––––––––––––

Vine a Al-Anon debido al alcohólico que forma parte de mi vida, pero, cuando por fin nos divorciamos, a menudo me preguntaba por qué seguía asistiendo a Al-Anon. Después de todo, ya no vivía con un alcohólico. Hoy comprendo que sigo viniendo para "practicar estos principios en todas mis acciones".

Con la ayuda de Al-Anon y de mi Poder Superior, pude recuperarme del dolor de perder mi matrimonio. Varios años después del divorcio, y habiendo tenido poco o ningún contacto con el alcohólico, recibí la temida llamada de que él había muerto a causa de la enfermedad. Yo había tenido esperanzas y orado mucho para que él fuera a Alcohólicos Anónimos y alcanzara la sobriedad; pero eso nunca sucedió.

Con una larga experiencia en Al-Anon, llegué a aceptar la enfermedad y a sentir compasión por mi ex esposo. Ahora que estaba muerto, sabía que ya no sufría a causa de la enfermedad. Leer el marcador de libros *Sólo por hoy* me consoló mucho. Me permitió reflexionar sobre lo bueno y lo malo de nuestra relación y reparar el mal causado por mi comportamiento y mis reacciones ante la convivencia con el alcoholismo activo. Ahora veo que hice todo lo que pude en ese momento.

Pude participar en la organización de los servicios funerarios de mi ex esposo y pedí que se leyera *Sólo por hoy*. Ahora me siento agradecida de haber amado a un alcohólico y de que me hayan traído a las salas de Al-Anon.

A menudo nos referimos al alcoholismo como el elefante en la sala, pero el hipopótamo en la sala es la muerte. Para muchos, nuestro mayor temor es que el alcohólico morirá, pero parece que no hablamos de eso lo suficiente. Encontré muerto a mi hijo de 31 años el verano pasado. Acababa de volver de un programa de rehabilitación en que estuvo 28 días (era la quinta vez que había estado allí). Había abusado del alcohol y las drogas durante más de la mitad de su vida. Creo que su muerte vino muy rápidamente y que yo no habría podido impedirla. Fue declarada como una sobredosis accidental.

Creo que no habría podido pasar ese día y los siguientes sin Al-Anon. Después de llamar a la policía, me senté afuera y recé la Oración de la Serenidad una y otra vez. Cuando llegó la policía, pude hablar con ellos con calma, y luego llamé a mi esposo. Hacía mucho calor ese día. Cuando un vecino me preguntó si necesitaba algo, le pedí agua. Logré seleccionar una agencia funeraria y me decidí por la cremación sin dudarlo. Después de tantas emergencias a lo largo de los años, había pensado mucho en lo que debíamos hacer si nuestro hijo moría.

Tuve muchas cosas que atender después de la muerte de mi hijo, pero pude ocuparme de mí misma haciendo las cosas poco a poco cada día. Me ayudó una historia del libro *Un día a la vez en Al-Anon* acerca de una mujer cuyo esposo había muerto. Para afrontar su dolor, pensó en lo que podría estar haciendo si este hecho horrible no hubiera ocurrido, y lo hizo. Eso la ayudó a salir de la crisis.

De muchas maneras, el hacerle frente a la vida de mi hijo fue más difícil que hacerle frente a su muerte. Hace algunos años, había logrado pasar un año de sobriedad. Estaré eternamente agradecida por la oportunidad que tuvimos de verlo trabajar, pagar sus cuentas, ocuparse de su salud y participar en reuniones familiares. Cuando recayó, pude aceptar a mi hijo tal como era: alguien que podía estar sobrio a veces y otras veces ser un bebedor activo. Asistí a reuniones de Al-Anon en medio de todo esto, y sigo haciéndolo. Al-Anon me dio una vez la esperanza de un futuro mejor para mi hijo. Ahora me brinda su apoyo en medio de la pérdida.

Preguntas para la reflexión y la meditación

- ¿Qué tipo de relación tenía con la persona por cuya muerte estoy de duelo hoy?
- ¿Me culpo a mí mismo por haber contribuido a la muerte del ser querido?
- ¿Me permito aceptar todos mis sentimientos sobre la muerte del ser querido?
- ¿Qué tradición o ritual simbólico podría ayudarme a resolver asuntos inconclusos o a reparar males, si fuera necesario?
- ¿Qué papel desempeña mi Poder Superior en este momento de mi vida?
- ¿Cómo afecta esta pérdida mi actitud sobre el futuro?

Enfrentamos nuestros sentimientos

"Necesitaba sentir para cicatrizar".

Cicatrizar las heridas de una pérdida depende mucho de nuestra voluntad de sentir, lo que puede ser desafiante para todos nosotros, pero en especial para quienes fuimos criados con la creencia de que ciertos sentimientos eran "malos" o "equivocados". Tal vez nos hayamos adaptado a tales ideas al aprender a enterrar emociones dolorosas. Convivir con la enfermedad del alcoholismo a menudo nos lleva a pasar por alto nuestros sentimientos.

Descartar nuestros sentimientos puede que una vez haya sido una técnica necesaria para la supervivencia, pero esa forma de vida ya no nos funciona. En Al-Anon aprendemos que tenemos derecho a experimentar nuestros sentimientos. Tratarnos bien a nosotros mismos significa, en parte, aceptar *todos* nuestros sentimientos sin juzgarlos. Como lo expresó un miembro refiriéndose a su dolor: "Lo que necesitaba no era contrarrestarlo ni corregirlo sino resistirlo y aceptarlo". Cuando se trata de nuestras emociones, es probable que no siempre estemos satisfechos con la manera en que nos sentimos. En Al-Anon podemos expresar nuestros sentimientos sin ser juzgados.

"Recuerdo que lloré por primera vez ante extraños en mi primera reunión de Al-Anon. En lugar de sentirse incómodos o de juzgarme, me ofrecieron sus números de teléfono y me dijeron que me querían. Para alguien a quien se le había dicho siempre que las lágrimas eran feas, esto fue un verdadero milagro".

Cuando estamos de duelo, desearíamos no tener que sentir ciertas emociones dolorosas, pero el hecho de sentirlas significa que estamos mejor preparados que antes para encararlas. Al progresar en Al-Anon, nos damos cuenta de que podemos experimentar nuestros sentimientos en el momento en que se dan en lugar de meses o años después. Llegamos a darnos cuenta de que nuestra verdadera fortaleza está no en reducir o negar nuestros sentimientos sino en nuestra voluntad de sentir y expresar todas nuestras emociones.

El permitirnos sentir

Cuando éramos pequeños, se nos decía: "Las niñas buenas no se enfadan", o "los niños no lloran". Eso puede haber logrado que aprendiéramos a esconder nuestros sentimientos, permitiéndonos la libertad de sentirlos sólo cuando estábamos solos. Para aquellos a quienes no se nos permitía expresar ciertas emociones, permitirnos hacerlo hoy es trascendental.

"Mi familia bebía y se relacionaba con la gente en el funeral de mi padre. Me decían que yo era una vergüenza porque lloraba".

Uno de los efectos de la convivencia con el alcoholismo es que no siempre es seguro hablar sobre nuestros sentimientos, y mucho menos expresarlos. En Al-Anon aprendemos que todo lo que sentimos está bien y que las emociones no son ni buenas ni malas. Algunos pasamos tanto tiempo de nuestras vidas conscientes de los sentimientos de aquellos que están a nuestro alrededor que se nos puede hacer difícil reconocer los propios. Si bien nuestra sensibilidad hacia otros puede habernos ayudado a ser seres humanos más compasivos, también puede habernos impulsado a hacer nuestras las emociones de otra gente. Eso puede producir que nos sintamos confusos acerca de cuáles sentimientos nos pertenecen a nosotros y cuáles pertenecen a alguien más.

"La Oración de la Serenidad me ayuda a aceptar el paso lento con el que algunas veces identifico mis sentimientos. Me ha ayudado a aprender sobre la paciencia, reconociendo que este es simplemente un aspecto de quien soy".

Identificar nuestros sentimientos no resulta fácil para todos. Algunos necesitamos más tiempo que otros para aclarar lo que sentimos. Aunque sepamos qué es lo que sentimos, podemos estar confundidos por las emociones contradictorias que experimentamos cuando estamos de duelo. Podemos estar tristes un momento e irritados al siguiente. Está bien darnos tiempo y espacio para adquirir claridad sobre nuestros sentimientos. Para algunos, escribir un diario nos ayuda a comprender mejor lo que sentimos. Otros se han dado cuenta de que el tiempo dedicado a la oración y la meditación puede abrir sus corazones a emociones ocultas. El escuchar a otra gente hablar sobre sus sentimientos también puede ayudarnos a comunicarnos con los nuestros.

El tener consciencia sobre sentimientos penosos puede dejarnos angustiados o con temor. Tememos tanto al dolor que a veces parece ser más seguro reprimir nuestros sentimientos que experimentarlos. A algunos nos resulta más fácil hablar acerca de nuestros sentimientos que experimentarlos en realidad. Por ejemplo, podemos dar una explicación racional sobre nuestra ira justificando los agravios que nos hayan causado, cuando lo que verdaderamente podemos estar sintiendo bajo nuestra ira es dolor y tristeza. El analizar racionalmente nuestras emociones puede impedir que suframos el dolor de manera más profunda. Algunos tal vez nos hayamos excedido en el uso de drogas, alcohol, sexo, ejercicio, limpieza, compras, u otros comportamientos compulsivos, intentando escapar de nuestros sentimientos. O tal vez nos obsesionamos acerca de los problemas de los demás como una forma de evitar los nuestros.

"Si reprimo mis sentimientos, nunca desaparecerán."

Evitar o reducir al mínimo nuestros sentimientos puede finalmente convertirse en una respuesta automática, casi como en un reflejo. Durante un tiempo, evitarlos puede haber alejado el dolor, pero evitarlos a largo plazo en general es causa de más problemas. Tal vez hayamos pensado que manteníamos a nuestros sentimientos aislados, pero entre más los resistíamos, más poder adquirían sobre nosotros.

Como en el caso de cualquier comportamiento nuevo, al inicio podríamos tener dificultades para lograr un equilibrio entre disminuir nuestros sentimientos y centrar demasiado nuestra atención en ellos. Si hemos pasado la mayor parte de nuestras vidas aislados de nuestros sentimientos, podríamos tender a irnos hacia los extremos al comienzo.

"Definitivamente, hago una montaña de un grano de arena,
pero creo que se debe a que en una época apenas abordaba
acontecimientos catastróficos."

Para compensar esas épocas en que desviábamos la mirada, podríamos tender a examinar todo incidente de manera muy minuciosa. Analizar los sentimientos de esta forma puede ser agotador.

Confiamos en que, con el tiempo, aprenderemos a distinguir entre esos sentimientos de los que podemos soltar la rienda y los que exigen nuestra plena atención. Cuando nos sentimos abrumados, podemos hacer una pausa para llevar más despacio nuestros pensamientos y hacer que regresemos al presente. Si el pánico se apodera de nosotros, podemos tener presente que en este momento estamos a salvo, aun si lo que sentimos nos puede asustar.

Cuanto más tiempo pasemos con gente en recuperación que corre el riesgo de ser franca y honesta sobre sus sentimientos, más seguros nos sentiremos en cuanto expresar los nuestros. Con el tiempo llegamos a entender que todo lo que sentimos es digno de nuestra atención. No tenemos que sufrir nuestro dolor en silencio.

Afrontamos un sinnúmero de sentimientos

A veces deseamos poder escapar de la intensidad de nuestras emociones. En nuestro dolor podemos tener momentos en los que intentamos convencernos de que la vida era más fácil antes de la recuperación, cuando negábamos o le quitábamos importancia a lo que nos sucedía. Ahora que hemos abierto el corazón para experimentar nuestros sentimientos, nos damos cuenta de que no podemos seguir igual. Esto es tanto uno de los dones como una de las dificultades de sentir con el corazón abierto.

Antes de llegar a Al-Anon, muchos no teníamos idea de cómo encarar nuestro dolor. Tal vez, como en un juego, hayamos tratado de convencernos a nosotros mismos o a otros que las cosas no estaban tan mal, que estábamos bien, o que éramos fuertes y podíamos afrontar cualquier obstáculo en el camino. Algunos estábamos condicionados a pensar que cualquier muestra de emoción era una señal de debilidad o de falta de control. Aun si hemos estado en recuperación durante mucho tiempo, todavía puede ser que tengamos dificultad en aceptar ciertos sentimientos.

En Al-Anon aprendemos a valorar todos nuestros sentimientos, aun los que nos incomodan. Los Pasos constituyen los instrumentos para reconocer y compartir nuestros sentimientos, para amarnos y cuidarnos a nosotros mismos, y para confiar en que cualquier sentimiento que experimentemos pasará en algún momento. Tendremos días buenos y días malos. Algunos días podremos expresar el dolor con palabras. Otros, nuestro dolor será indescriptible. Algunos días no desearemos levantarnos. Mientras estemos de duelo, es ilusorio pensar que funcionaremos de la misma manera en que lo hemos hecho siempre. Puede llevar mucho más tiempo realizar simples tareas y tal vez no podamos concentrarnos en nada por más de unos cuantos minutos. Algunos días lo único que podremos hacer con nuestro dolor es confiárselo a nuestro Poder Superior.

Adormecimiento y negación

> *"Cuando llegué a Al-Anon me sentía adormecida. Me habían dicho que debía estar de duelo, pero no sabía cómo hacerlo y no estaba dispuesta a descubrirlo".*

El impulso de protegernos del dolor del luto puede parecer bastante natural al principio. Sin embargo, cuando no nos permitimos sentir nada, nuestras vidas se pueden tornar ingobernables con rapidez.

La negación es una manera de aislarnos de la realidad, de una realidad que a menudo nos resulta insoportable. De esta forma, la negación puede ayudarnos en situaciones penosas, brindándonos el tiempo y el espacio para acostumbrarnos a la verdad. Si bien la negación puede protegernos del dolor, también puede lastimarnos. El permanecer en un estado de negación durante mucho tiempo, puede hacernos perder el contacto con nosotros mismos. Simular que estamos "bien" no mejora mucho la manera en que nos sentimos. A lo largo del tiempo, nos alejamos tanto de lo que sentimos que ya ni nos damos cuenta de que estamos doloridos. Así como el Primer Paso nos ayudó a admitir nuestra incapacidad ante la enfermedad del alcoholismo, también puede ser útil cuando se trata de aceptar nuestra incapacidad ante los sentimientos.

En Al-Anon aprendemos que no podemos huir de nuestros sentimientos, sólo los postergamos. Como no podemos escondernos por completo de nuestros sentimientos, podemos percibir que el dolor surge de formas inesperadas. Algunos sufrimos angustia o depresión. Un miembro dijo que se angustiaba mucho cuando perdía o extraviaba algo, y que no lograba calmarse hasta encontrarlo. Otros intentan mantenerse ocupados para evitar tener que sentir. Sin darnos cuenta, nuestros esfuerzos en intentar controlar el dolor pueden convertirse pronto en una forma de vida.

"Si por error me detengo lo suficiente para sentir lo que hay en mi interior, lo único que siento es dolor y pérdida. ¡Sin duda, por eso es que no quiero experimentar mis sentimientos!

Hace poco alguien me sugirió que alquilara películas tristes para poder llorar. Supongo que debería hacerlo, pero estoy demasiado ocupada como para llorar".

"Siempre he tenido miedo de que los sentimientos intensos me consuman y por eso me pierda".

Uno de nuestros temores puede ser que si encaramos la realidad de nuestra pérdida, nos perderemos nosotros mismos. La idea de soltar las riendas de nuestra negación puede parecer aterradora. Puede darnos miedo lo que sentiremos si bajamos la guardia. En Al-Anon aprendemos que encarar los sentimientos no quiere decir que tengamos que dejarnos que ellos nos atrapen. El Cuarto y Quinto Pasos nos proporcionan una cierta estructura a medida que descubrimos las capas y empezamos a afrontar los dolorosos sentimientos de los que hemos huido.

Estos Pasos nos piden que seamos vulnerables: que examinemos con honestidad nuestras faltas y nuestros temores.

En el Cuarto Paso, hicimos "un sincero y minucioso examen de consciencia". Al profundizar en nuestro pasado, empezamos a entender cómo llegamos a donde estamos hoy. Al aplicar este Paso, adquirimos consciencia propia acerca de cómo nuestra negación nos puede haber servido. Algunos miembros han encontrado útil comenzar por hacer una lista de temores. Cuando podemos nombrar nuestros temores, éstos empiezan a perder su fuerza. Podemos preguntarnos lo que tememos que pudiera ocurrir si tuviéramos que sentir una determinada emoción. El examen del Cuarto Paso puede ayudarnos a adquirir elementos de comprensión importantes que de otra manera no tendríamos. Examinamos nuestra historia personal, los mensajes que recibimos en el pasado, y el papel que desempeñamos en permitir que esos mensajes nos controlen actualmente. El propósito de este Paso no es culparnos o causar vergüenza sino analizarnos con compasión y comprensión. El Quinto Paso nos pide que admitamos ante nosotros mismos, ante nuestro Poder Superior y ante otro ser humano "la naturaleza exacta de nuestras faltas". El estar consciente uno mismo es importante, pero este Paso sugiere que también incluyamos a otros en este proceso. Cuando recurrimos a nuestro Poder Superior y a otro ser humano, admitimos que necesitamos ayuda y que no podemos recuperarnos solos. Algunos practicaremos el Quinto Paso con nuestro Padrino o Madrina, mientras que otros elegirán a un miembro del clero o a un asesor espiritual, a un terapeuta, o a un amigo de confianza. Lo más importante es seleccionar a alguien digno de confianza y compasivo: alguien con quien nos sintamos bastante seguros para hablar con franqueza y libertad. Cuando admitimos que nos hemos hecho daño o que hemos dañado a otros ocultando nuestros sentimientos, comenzamos a cicatrizar.

Culpa y arrepentimiento

Muchos de los que hemos convivido con el alcoholismo llegamos a ser expertos en culparnos. Los alcohólicos de nuestra vida pueden habernos culpado por su alcoholismo o nosotros podemos haber pensado que era nuestra culpa. La culpa, ya sea que nos la impongamos o que otros nos la impongan, puede atraparnos en una caída sin fin. Podemos atascarnos fácilmente en los "si tan solo", diciéndonos que nuestras vidas habrían sido mejores si tan solo hubiéramos hecho las cosas de otra manera. Tal vez nos hayamos convencido de que si tan solo nos hubiéramos esforzado más, pudiéramos haber prevenido los problemas del alcohólico, su enfermedad o su muerte.

> *"Gracias a Al-Anon, he dejado de creer que mis pensamientos, o mis sentimientos, o Dios hagan que sucedan cosas malas. A veces ocurren cosas malas y no es culpa de nadie".*

Claro que desearíamos que algunos detalles de nuestra vida

fueran diferentes, pero eso no significa que tengamos la capacidad de cambiarlas. Al-Anon nos ayuda a darnos cuenta de que sólo tenemos la capacidad de cambiar nosotros mismos, nuestros comportamientos y nuestras reacciones. A veces nuestras acciones influyen en el desarrollo de ciertos acontecimientos, y debemos asumir la responsabilidad de ellas; pero no somos responsables de todo. Aunque fuéramos los peores cónyuges, padres, hijos o amigos del mundo, no seríamos responsables de las acciones de los demás. Cuando asumimos la responsabilidad por el comportamiento de otras personas, les impedimos que la asuman por sí mismos.

Si no tuvimos la oportunidad de reconciliarnos con el alcohólico, podríamos sentirnos culpables de las cosas que no se dijeron. Otros se sienten culpables de desearle la muerte al alcohólico. Podemos lamentar que no nos sintamos tan mal como se espera cuando el alcohólico se enferme o muera. El que no estemos tristes por nuestra pérdida hoy no quiere decir que nunca lo estaremos y no quiere decir tampoco que no estemos aún de duelo. Podemos tener presente que los sentimientos no son algo concreto. El hecho de sentir o pensar algo no significa que nosotros lo hayamos provocado. Si tuviéramos esa facultad, habríamos logrado la sobriedad del alcohólico hace mucho tiempo.

Aunque a menudo utilicemos las palabras "arrepentimiento" y "culpa" con el mismo significado, en realidad son dos conceptos diferentes. Arrepentimiento es desear que algo hubiera sucedido de otra manera. El arrepentimiento puede causar estragos emocionales y mantener nuestra atención centrada en lo "que podría haber sido". Muchos cargamos arrepentimiento por la manera en que reaccionamos ante el alcoholismo en nuestra vida: ya sea en el matrimonio, en las relaciones de pareja, en nuestro cometido como padres, o con amistades. Tal vez desearíamos haber hecho las cosas de otro modo, aunque no supiéramos cómo en ese momento. Quizás sintamos la necesidad de reparar el mal causado por ciertas cosas que motivaron nuestro arrepentimiento, en especial si nuestra falta de acción puede haberle causado daño a otros.

La culpa, por otro lado, es un sentimiento de remordimiento por haber hecho intencionalmente algo equivocado. La culpa es ese sentimiento insistente que tenemos cuando sabemos que hemos herido a alguien. A veces los daños que infligimos son como heridas superficiales y a veces son más profundas. La culpa que sentimos a raíz de ciertas acciones nos puede consumir si dejamos que pase mucho tiempo sin encararla. Si sentimos culpa o arrepentimiento debido a cualquiera de nuestros errores pasados, podemos recurrir a los Pasos para reparar el mal. El ser humanos significa que cometeremos errores. Criticarnos por haberlos cometido no mejora la situación. Cuando aspiramos a niveles tan elevados de perfección, a menudo nos resulta difícil aceptar nuestra humanidad. Si pasamos la vida culpándonos por todo lo que sale mal, podemos tener dificultades al principio en distinguir entre la culpa merecida y la no merecida. Podemos hablar con nuestro Padrino o Madrina sobre los aspectos de la culpa que nos causan confusión. Una vez que determinamos las faltas de las cuales somos responsables, podemos continuar con el Octavo y Noveno Pasos.

En el Octavo Paso, hacemos una lista de las personas a quienes hemos perjudicado y nos disponemos a reparar el mal. El daño que nos hemos causado es similar, si no mayor, al que le hemos causado a otros, así que debemos recordar incluirnos en nuestra lista. Si estamos acostumbrados a ponernos al final de la lista, sería bueno tratar de poner nuestro nombre de primero. Culparnos por todo y creer que hemos herido a todos los que nos rodean puede ser tan perjudicial para nuestras relaciones como convencernos de que nunca hemos hecho nada que hiera a nadie. Si solemos considerarnos víctimas, podría ser difícil al comienzo admitir que, en realidad, hemos perjudicado a otros. La intención en el Octavo Paso es ser lo más honesto y directo posible: no para sentirnos mal sino para empezar a liberarnos de la culpa.

El Noveno Paso nos abre la puerta a la cicatrización de nuestras relaciones así como de nosotros mismos. Este Paso se refiere a reparar de forma *directa cada vez que sea posible,* a hacer lo que podamos hacer para cicatrizar nuestras relaciones sin causar mayores daños. Reparar el mal de forma directa quiere decir darle la cara, si es posible, a la gente que hemos perjudicado. No obstante, algunas veces no es posible reparar el mal de esta manera. Tal vez la gente a la que hemos perjudicado haya dejado en claro que no quiere tener nada que ver con nosotros, o ya haya fallecido. Sin embargo, esto no quiere decir que no podamos reparar el mal.

Pueda ser que reparar el mal no siempre ocurra de la forma que nos lo imaginábamos o esperábamos, pero no es necesario que nos castiguemos por no haber considerado hacerlo antes. Simplemente estábamos esperando hasta estar listos. Si nuestro ser querido ya no vive, podemos expresar lo que queremos decir en una carta y luego quemarla o enterrarla. O podríamos intentarlo por medio de una conversación con el ser querido que ya no está, o por medio de una visita al lugar donde está enterrado.

Si no podemos estar en contacto directo con la persona a quien le hemos causado daño, podemos tenerla presente en la quietud de nuestro corazón durante la oración o la meditación. También podemos reparar el mal mediante nuestro cambio de actitudes. Después de todo, lo que hemos aprendido del Octavo y Noveno Pasos puede beneficiar todas nuestras relaciones, no sólo la que tenemos con la persona a quien le hemos causado daño.

Ira

"Aunque apreciara o repudiara a alguien que perdí, no dejó de ser una pérdida".

El dolor no sólo se manifiesta a través de lágrimas y tristeza. Aunque sintamos sólo ira durante un tiempo, igual podemos estar de duelo. Si bien es normal sentir ira cuando estamos de duelo, a muchos nos incomoda este sentimiento. Tan sólo oír la palabra "ira" puede llevarnos a muchos a reaccionar, en especial si nos ha afectado la rabia descontrolada o el maltrato físico o emocional de alguien más. O quizás el tema nos haga sentir incómodos porque estamos luchando con nuestra propia ira. La ira puede ser parte importante de nuestro dolor y de nuestra cicatrización. Si nos inclinamos a evitar la ira, a lo mejor no estaremos conscientes de lo que ésta puede enseñarnos. Podemos aprender a permitirnos sentir ira en lugar de negarla o huir de ella. *"Después de un tiempo, la cólera era lo único que me indicaba que estaba viva."* La ira puede ser uno de los sentimientos más confusos que tendremos que afrontar cuando estamos de duelo. Quizás nos hayamos dicho: Si fuéramos buena gente, si practicáramos un buen programa o si fuéramos suficientemente espirituales, no sentiríamos ira. El sentir ira no tiene nada que ver con ninguna de estas cosas. En realidad, el practicar un buen programa quiere decir aceptar todos nuestros sentimientos, incluida la ira. La vergüenza que podamos sentir a causa de nuestra ira no contribuye mucho a invalidarla. Podemos hacer todo lo que está a nuestro alcance para convencernos de que no debemos sentirnos airados, pero ignorar o desacreditar nuestros sentimientos no los hará desaparecer, sino que es posible que los intensifique. Podemos atascarnos en cualquier sentimiento, y la ira no es la excepción. No hay que permitir que nuestra ira nos controle, pero puede suceder si no nos permitimos sentirla.

Si no tuvimos modelos sanos de expresión de ira, podemos asustarnos o angustiarnos cuando estamos ante gente airada. Nuestros propios sentimientos de ira pueden también intimidarnos, lo que puede llevarnos a reprimir otros sentimientos o a comportarnos de manera inapropiada. La vida diaria con un padre alcohólico violento impulsó a un miembro a luchar durante años con lo que significó expresar la ira de forma sana.

"Mi padre alcohólico era el único a quien se le permitía expresar ira. Durante años, creí que la ira, la rabia y la violencia estaban estrechamente vinculadas. Cualquier manifestación de ira me aterrorizaba, lo cual me producía tensión de forma reflexiva durante discusiones o conflictos. En Al-Anon descubrí que no todos los que convivían con el alcoholismo convivían con la violencia. Me llevó mucho tiempo darme cuenta de que la rabia de mi padre era un problema aparte, empeorado por el alcohol. Con el tiempo, aprendí que no debía temerle a la ira, siempre y cuando fuera expresada de manera apropiada."

Cuando hablamos de expresar ira, no hablamos de una explosión de rabia. Podemos aprender a afrontar y a expresar la ira de maneras sanas y seguras, y podemos esperar lógicamente lo mismo de otras personas. Si bien la ira de otra persona puede incomodarnos, no siempre quiere decir que nos encontremos en una situación peligrosa. Permitirle a otros que sientan y expresen su ira de forma que no nos hiera a nosotros, puede ayudarnos a comprender que la ira no es algo que debamos temer. Si la ira de alguien más no respeta límites y se torna agresiva o violenta, podemos alejarnos de esa persona para garantizar nuestra seguridad. ¿Qué significa expresar ira de manera sana? Primero, significa estar conscientes de que estamos irritados. Segundo, significa comprender el motivo de nuestro enojo. A veces nuestra ira nos indica que nos han lastimado. En realidad, quizás no nos damos cuenta de que estamos heridos hasta que surge la ira. En Al-Anon aprendemos que ya no tenemos que ocultarnos de nuestro dolor. Si las palabras o las acciones de alguien más nos han herido, podemos decirle a esa persona cómo nos sentimos.

Si estamos en medio de una disputa cuya intensidad se eleva, hacemos una pausa para calmarnos. No es buena idea conducir cuando estamos perturbados, pero podemos salir y respirar aire puro por unos instantes, dar un paseo por el vecindario, repetir la Oración de la Serenidad, o reflexionar sobre un lema. Algunos miembros consideran que charlar sobre las cosas con nuestro Padrino o Madrina u otro miembro de Al-Anon puede ayudar a disipar la intensidad de nuestros sentimientos. Una vez que nos hemos calmado, podemos averiguar el motivo de nuestra ira. ¿Alguien nos ha herido? ¿Estamos agotados o tensos? ¿Hay algo que podamos hacer por nosotros que nos ayude a sentirnos mejor?

Algunos tal vez acarreamos heridas no resueltas que siguen alimentando nuestra ira. A veces sentimos ira hacia nosotros mismos o hacia otras personas. Hay miembros que sienten ira ante la enfermedad del alcoholismo.

"Sentía ira hacia mi padre porque prefería la botella antes que a su familia, ira de la historia familiar que contribuyó al alcoholismo de mi hijo, e ira por estar atrapada en la fealdad de esta enfermedad."

Hay días en que nos despertamos sintiendo ira con todo el mundo sin saber el motivo. Hay otros días en que sentimos ira con nuestro Poder Superior. Un miembro se inquietaba por la ira experimentada después de la muerte de su hija en un accidente de auto: "Me resultaba insoportable sentir tanta ira hacia Dios. Me había esforzado muchísimo en construir una relación de afecto con Dios, y ahora tenía miedo porque sentía ira hacia ese mismo Dios. Entonces alguien en una reunión me dijo que Dios comprendía mi ira, y el oír eso me ayudó. Con el tiempo disminuyó la ira y comencé a cicatrizar". Estar irritados con nuestro Poder Superior puede ser desconcertante, pero podría resultar que sea un medio para una relación más íntima.

"Le cerré las puertas a Dios. Ya no podía orar ni meditar. Con la asistencia de mi Padrino, de los amigos de Al-Anon, y con ayuda externa, descubrí que la ira hacia Dios es habitual. Poco a poco pude soltar las riendas de esa ira. Hoy la relación con mi Poder Superior es más fuerte de lo que antes fue".

Soltar las riendas de la ira no quiere decir perdonar la forma en que se nos ha maltratado, ni tampoco que dejemos de sentir dolor por nuestras pérdidas. A lo mejor todavía tengamos algo más que hacer antes de que estemos listos para soltar las riendas de la ira. Con el tiempo muchos nos hemos dado cuenta de que cuanto más aceptemos lo que nuestra ira nos puede enseñar, será menos factible que la temamos.

Depresión y aislamiento

Cuando no se expresan las emociones, podemos caer en la depresión o la ira, y no estar emocionalmente disponibles para nuestros seres queridos o para nosotros mismos. Cuando estamos heridos, nuestro primer impulso puede ser alejarnos de los demás hasta que nos sentimos mejor. Algunos días la depresión y la soledad pueden ser muy pesadas, y nos parece que nadie comprende lo que estamos pasando. Puede ser difícil comunicarse con nuestro Poder Superior o con amigos íntimos en esos momentos. Algunos días la sola idea de sostener una conversación nos puede agotar.

Existe una diferencia entre hacer una pausa para ocuparnos de nosotros mismos y aislarnos. Esa diferencia a veces puede ser difícil de entender. Si nos aislamos demasiado tiempo, centrando la atención y obsesionándonos en cuanto a nuestros sentimientos, podemos terminar sufriendo sin necesidad.

Un miembro antiguo compartió: "Pensaba que el tiempo que yo había pasado en el programa sería suficiente para superar mi dolor. Sin darme cuenta, erigí muros. No solicité ayuda y, por ende, no la recibí". A veces podemos erigir muros sin ni siquiera saberlo. El temor a ser juzgados nos puede impedir ser francos en las reuniones o aun asistir a ellas, lo cual sólo aumenta nuestra sensación de aislamiento. Tal vez una reunión sea el último lugar en que quisiéramos estar cuando nos sentimos deprimidos aunque el tiempo que pasemos en una reunión puede brindarnos consuelo en el momento en que más lo podríamos necesitar. Si asistir a una reunión nos parece un esfuerzo demasiado grande, podemos llamar a un amigo y pedirle que nos ayude. Si no tenemos ganas de estar con gente conocida, podemos ir a otra reunión. Si no tenemos la energía suficiente para compartir, no es necesario que lo hagamos a la fuerza. A veces obtenemos todo lo que necesitamos cuando nos permitimos tan sólo escuchar. Aunque la depresión es una parte normal del dolor, si vemos que llega a ser persistente, podemos solicitar ayuda profesional. Pese a que Al-Anon tal vez no solucione todos nuestros problemas, nos puede permitir darnos cuenta de que está bien solicitar ayuda. No tenemos por qué sentirnos avergonzados si estamos deprimidos. Sentirse deprimido no significa que no estemos de duelo o que hayamos fallado en la práctica de nuestro programa. Sólo significa que quizás necesitemos apoyo adicional en estos momentos difíciles y angustiosos.

¿Por qué a mí?

En medio del aislamiento y la depresión, es fácil atascarse en la pregunta: "¿Por qué a mí?" Quizás fuimos criados con la creencia de que estábamos destinados a situaciones terribles, o que seríamos castigados por nuestro Poder Superior o por el universo; o tal vez creíamos que las acciones de otras personas se interponían en el camino de nuestra felicidad. Con el tiempo es posible que hayamos permitido, sin saberlo, que nuestro doloroso pasado influyera en nuestra creencia de que nada positivo ocurriría en nuestras vidas. Esta manera de pensar puede arraigarse profundamente en nosotros y, sin darnos cuenta, habremos caído en el papel de víctimas. No causa tanto daño compadecerse de uno mismo de vez en cuando, pero mantenerse así durante mucho tiempo puede impedir que nos aliviemos y sigamos adelante.

"Pasé mis primeros años de recuperación pensando de manera enfermiza en lo mal que pasé al convivir con un alcohólico activo. Buscaba a otros miembros de Al-Anon que aun vivían con la enfermedad activa, y pasaba por alto las experiencias de aquellos cuyas vidas eran diferentes de la mía. Me parecía útil mantener mi papel de víctima porque así no tenía que hacer nada".

Algunos tal vez aprendimos que desempeñar el papel de víctimas demostrándole al mundo cuán desgraciadas eran nuestras vidas era el único modo de obtener la atención y el amor que nos merecíamos. El hecho de que ciertas personas nos prestaban más atención cuando teníamos problemas puede haber fortalecido esta idea. Muchos nos hemos llegado a dar cuenta de que esta no es la clase de atención que de verdad deseamos. Quizás no hayamos recibido el amor que queríamos en el pasado, pero eso no quiere decir que no seamos dignos de amor. En Al-Anon aprendemos que no tenemos que sufrir de forma constante para ser dignos de atención y amor. Cuanto más saludables nos volvamos, más empezamos a atraer a la gente que nos va a querer tal como somos, y no por el sufrimiento que hayamos padecido.

Aunque nos hayan sucedido cosas horribles, en Al-Anon aprendemos que no somos víctimas. El apartar nuestras viejas creencias de nuestra mente no es fácil, pero puede hacerse. Un miembro trató de superar su papel de víctima sólo mediante la observación de sus propias acciones. Le resultó útil considerarse un reportero objetivo, prestando atención a cómo hablaba de su vida; así pudo percibir la frecuencia con la que estructuraba sus experiencias de

manera negativa. Si bregamos por deshacernos de nuestra menta-
lidad de víctima, tal vez la clave del alivio sea simplemente prestarnos una atención afectuosa a nosotros mismos.

> *"La recuperación me enseñó que las cosas que otra gente haga o
> no haga no tienen por qué afectarme necesariamente a mí.
> Sentirme víctima era una manera conveniente de centrar
> la atención en otras personas. Cuando por fin acepté la
> responsabilidad por mis acciones, pude ver que era una
> víctima sólo de mí misma".*

La otra cara del dolor

Puede ser difícil imaginar la otra cara del dolor en nuestras
vidas. Al seguir adelante, quizás tememos tener que abandonar
a nuestro ser querido, nuestros sueños, nuestro pasado o nuestro
dolor. La idea de continuar viviendo puede crear sentimientos de
inquietud y culpa. Si rehusamos seguir adelante, nadie se benefi-
cia, y en última instancia nos perjudicamos a nosotros mismos y a
otros. Todavía podemos decirle sí a la vida sin olvidar las pérdidas.
Seguir adelante tal vez no se trate de abandonar a nadie; tal vez se
trate en realidad de la decisión de no abandonarnos.

Muchos estarán de acuerdo en que los sentimientos no son fáciles de manejar. Al sentir dolor, nos resulta especialmente difícil
recordar que los sentimientos son pasajeros. Lo que estemos sintiendo en este momento no es necesariamente una indicación de lo
que sentiremos mañana o ni siquiera dentro de una hora.

> *"No puedo finiquitar mis sentimientos. Podemos finiquitar la
> venta de una casa, pero no los sentimientos".*

"Esto también pasará" nos ha ayudado a muchos a hacerle frente
a nuestros sentimientos en épocas de dolor. Cuando estamos
aterrorizados por una crisis o agobiados de tristeza, nos puede
ser útil recordar que todo lo que sentimos al final disminuirá su
intensidad. Para otras personas, esta es una expresión que pro-
voca molestia. Algunos no la toman en serio porque piensan que
es como decir "Olvídalo". Si otras personas le temen a nuestro
dolor, pueden usar esta expresión para aliviar su propia inquietud.

A veces los miembros nos ofrecen esta expresión simplemente como un instrumento que los ha ayudado. Si volvemos a nuestras publicaciones, podríamos encontrar un poco de consuelo en la intención original de esa expresión; pero nada dice que debamos aceptar todos y cada uno de los aspectos de nuestro programa. En Al-Anon tenemos la libertad de quedarnos con lo que nos agrada y desechar el resto. Los instrumentos de Al-Anon tienen como objetivo ayudarnos, no perjudicarnos. Si vemos que algo no funciona en nuestro caso, podemos seguir buscando hasta que encontremos algo que sí funcione.

"Suelta las riendas y entrégaselas a Dios" nos recuerda que no debemos permitir que cualquier sentimiento pasajero se apodere de nosotros de forma permanente. Podemos dejar que lo que sentimos salga a la superficie y luego se disipe. Saber que no es necesario estar de duelo a cada minuto puede brindarnos tranquilidad. Cuando estamos abrumados por las emociones, "Un día a la vez" nos recuerda que sólo tenemos que encarar el día de hoy. En algunos días tendremos que tomar la vida una hora o un minuto a la vez. Aunque el día de hoy no esté lleno de otra cosa más que de tristeza, tenemos poca razón de creer que mañana será igual. Nuestros sentimientos pueden ser fuertes algunas veces, pero no debemos permitir que nos controlen.

Si nos sentimos atascados o perturbados, podemos escribir acerca de eso. Muchos nos hemos dado cuenta de que escribir nuestros pensamientos facilita el discernimiento y la claridad. La simple acción de escribir sobre nuestros sentimientos ha sido aliviador para muchos de nosotros. Cuando los sentimientos se agolpan en torno a nosotros, escribirlos puede poner un poco de orden a lo que parece ser un caos. Escribir acerca de nuestros sentimientos no tiene que ser una actividad formal, y en realidad no tenemos que considerarnos "buenos" escritores para hacerlo. Recordemos "Mantenlo simple". Podemos mantener lo que escribimos en privado o compartirlo con nuestro Padrino o Madrina, o con otro amigo de confianza.

No importa que la recuperación haya durado diez días o diez años, todos luchamos de vez en cuando en lo que respecta a nuestros sentimientos. Una señora que era miembro antiguo se sorprendió al darse cuenta de lo indecisa que se sentía en cuanto a expresar su dolor en las reuniones. Temía dar la impresión ante los recién llegados de que el programa no servía. Muchos hemos sentido el mismo impulso de proteger a otros de nuestros sentimientos. Cuando nos permitimos experimentar nuestros sentimientos sin vergüenza ni culpa, participamos activamente en nuestro alivio emocional. En lugar de proteger a otros de nuestros sentimientos, nos convertimos en ejemplos de cómo puede ayudar el programa de Al-Anon.

"Me consuela saber que mi dolor significa que verdaderamente estoy encarando la pérdida, y que no me niego a aceptarlo."

Al encarar nuestros sentimientos, dejamos de huir de nosotros mismos. Aunque tal vez alguna vez nos hayamos sentido abrumados por nuestras emociones, hoy confiamos en que estaremos bien independientemente de lo que sintamos. Hasta podríamos llegar a sentir gratitud por el don de nuestros sentimientos. Después de todo, si no podemos experimentar tristeza, ira ni dolor, ¿cómo podremos reconocer la alegría, la felicidad o la serenidad cuando surja en nuestro camino?

"Encontré el camino hacia una felicidad verdadera al estar dispuesto a enfrentar mis sentimientos en lugar de reprimirlos."

Los miembros comparten su experiencia, fortaleza y esperanza: Enfrentamos nuestros sentimientos

Aprendí una vigorosa lección sobre el dolor y la pérdida varios años después de unirme a Al-Anon. Desahuciaron a mi gata de 16 años, y adopté la decisión de proceder a una eutanasia. Fue mi fuente de apoyo continuo desde que yo tenía 13 años, me acompañó en muchos momentos difíciles y solitarios cuando afronté las perturbaciones provocadas por el alcoholismo en mi familia. Mi gata fue casi que mi única amiga hasta que llegué a Al-Anon.

Perderla fue devastador, y me fui del consultorio del veterinario con el corazón destrozado. Sabía que debía rodearme de amor y apoyo, pero tenía miedo de que si hablaba, me saltaran las lágrimas.

Después de todo, me habían enseñado que: "Los hombres no lloran". Fui a una reunión abierta con orador en la que sabía que encontraría aliento y esperanza sin tener que decir una palabra. Después de la reunión, comencé a llorar e hice lo que pude para decirle al hombre que estaba sentado a la par mía lo que había pasado. Este fue un gran paso para mí. Siempre recordaré su respuesta. Me dijo: "Hagas lo que hagas, no dejes que nadie te convenza de que 'sólo' era un gato". Mediante esas palabras, descubrí que mis sentimientos eran válidos e importantes. Esa simple oración me permitió sentirme de la forma en que me sentí, ya fuera que otros me entendieran o no. Cuando estoy con esos ataques de pesar, no todos podrán relacionarse conmigo, e incluso quienes puedan hacerlo quizás lo consideren demasiado penoso. Lo que aprendí esa noche fue que las respuestas de otras personas no eran asunto mío. La forma en que otras personas reaccionaran a mis sentimientos no era tan importante como la forma en que yo reaccionara a ellos. Me sentiré eternamente agradecido por haber logrado tener consciencia de esto.

He experimentado muchas pérdidas de distinto tipo en mi vida: la muerte de mi madre, el distanciamiento emocional de mis hermanos, el distanciamiento de mi hijo adolescente. Encaré mi dolor reprimiendo sentimientos y pronto me llegué a sentir adormecido. Seguí adelante con mi vida, sin estar consciente de los efectos cada vez mayores que producían la falta de reconocimiento, identificación y resolución de mi dolor. En pocas palabras, no sabía lo que no sabía.

Desde mi llegada a Al-Anon, mi dolor se ha vuelto más real. En las salas y en los rostros de Al-Anon, mi Poder Superior me ha reservado un refugio seguro en el cual puedo sentir. Puede ser que no siempre me guste la forma en que me sienta, pero ahora puedo estar consciente de esos sentimientos enterrados profundamente dentro de mí durante tanto tiempo.

Antes de Al-Anon, mi vida era sólo la supervivencia. Ahora quiero florecer. El día en que entré a mi primera reunión de Al-Anon fue el día en que recibí todos los instrumentos que he de necesitar en la vida. Centrar la atención en mí mismo me alienta a familiarizarme más con mi verdadero yo. Ahora sé que estoy donde debo estar y agradezco eternamente el hermoso don de poder sentir mis sentimientos.

Desearía haber sabido acerca de Al-Anon hace 30 años. Mi madre murió en un accidente de auto después de haber estado bebiendo. Durante todos esos años viví pensando que de alguna manera había sido mi culpa. En esa entonces, no comprendía la enfermedad del alcoholismo ni los efectos que tendría en mi vida. Había crecido en un hogar donde sólo los alcohólicos podían expresar sus sentimientos. Estaba tan alejada de mis emociones que pasaron 30 años antes de poder estar de duelo y llorar por mi madre. Siempre he dicho que mi madre murió un día, y que yo seguí adelante con mi vida al siguiente. Controlaba rigurosamente mi vida, negando que las cosas estuvieran mal.

Llegó un momento en el que ya no pude controlar mi vida ni negar mis sentimientos, y me invadió la rabia, la ira, el resentimiento y la amargura. No estaba preparada para manejar estas emociones. Alguien sugirió que probara con Al-Anon. Lo más maravilloso ocurrió después de sólo dos reuniones. Me di cuenta de que había otra gente con las mismas experiencias que yo, quienes me aceptaron con todas mis faltas sin juzgarme tan mal. Al-Anon me ha dado demasiado en los últimos ocho meses. He aprendido a acudir a otras personas y solicitarles ayuda. Estoy desarrollando una relación firme con mi Poder Superior y aprendiendo a confiarle el control de mi vida. Al-Anon me ha ayudado a abrirme la puerta del perdón y a abrírsela a los alcohólicos que forman parte de mi vida. Por todo esto me siento altamente agradecida.

Perdí a mi padre cuando tenía 19 años, pero no fue sino hasta que comencé a asistir a Al-Anon diez años después, que pude sentir el luto de esa pérdida. Antes de Al-Anon, sentía el dolor de manera indirecta.

Mi padre me nombró directora de nuestra empresa familiar el

año antes de su muerte. Después de su muerte, yo a menudo llegaba tarde a las reuniones de la junta, era grosera con el personal y desagradable en general. En Al-Anon aprendí a analizar mis sentimientos y a razonar las cosas con alguien más, como con mi querida Madrina. Con su ayuda, percibí que extrañaba enormemente a mi padre, pese a las dificultades causadas por su alcoholismo. Las reuniones de la junta intensificaron mi pérdida, ya que la ausencia de mi padre era más que evidente.

Comencé a escribir sobre mis sentimientos, a compartirlos con mi Madrina y en las reuniones, y a ocuparme mucho más de mí misma, en especial en los días en que había reuniones de la junta. La utilización de estos instrumentos me permitió aceptar el dolor, la tristeza y la ira sin dejar que esos sentimientos me agobiaran o me llevaran a comportarme de modo inapropiado. Le agradezco al programa las destrezas que aprendí para ocuparme de mí misma y para conocerme mejor. Ahora me enorgullezco del buen trabajo que realizo como directora de la empresa de mi padre. Creo que ser una buena administradora del legado de mi padre es una forma de honrarlo a él y de honrarme a mí misma.

No hace mucho, en una reunión alguien planteó el tema del dolor y la pérdida. De inmediato comencé a juzgar. En respuesta a otras personas que compartían sus sentimientos, les expresé a toda la audiencia que el dolor era a menudo un sentimiento de indulgencia con uno mismo y un ejercicio en "Yo, yo, yo". Cuando me fui de la reunión, me di cuenta en mi interior de que me había excedido en mis juicios al hacer el examen de consciencia de todos los demás.

Por fortuna, la vida es enseñanza, y me enseñó una lección que obviamente no había aprendido. Mi perro murió. Había sido mi compañero y mi mejor amigo durante 13 años. Fue entonces cuando pude sentir dolor y pérdida de manera íntima y personal. Puede comprender que no era un ejercicio mental ni un problema que analizar. Más bien, la experiencia me puso en contacto con mis sentimientos. De manera agradecida, puede compartir esos sentimientos en el mismo grupo local en el que me había excedido en juzgar a los demás. A través de esa forma franca de compartir, pude reparar el mal causado a los miembros del grupo. Ahora logro entender que no debo venir a las reuniones sólo con mi mente sino también con mi corazón.

Mientras aplicaba los Pasos, me di cuenta de que debía reparar el mal causado a mi hijastra. Me preparé para invitarla a almorzar esperando que este fuera el comienzo de una nueva relación. La semana previa al almuerzo, ella murió en un accidente de auto. Me irrité mucho con Dios por quitarme la oportunidad de reparar el mal que le había causado a mi hijastra.

Durante esta época de dolor, recibí el amor y el apoyo de mis amigos de Al-Anon. Con el tiempo comprendí que podría reparar el mal póstumamente mediante la labor de servicio con miembros jóvenes de Alateen. Podía brindarles amor, estímulo y comprensión, aunque no pudiera hacer lo mismo por mi hijastra.

He aprendido que mi Poder Superior tiene un plan para mí. Tal vez no sea lo que yo quiero ni incluya mis condiciones, pero puedo confiar en que me guía precisamente a dónde debo llegar.

Pasé 55 años de negación. Me negaba a aceptar que había sido criado en una familia de alcohólicos. Me negaba a aceptar que mis padres me hubieran descuidado. Me negaba a aceptar que me hubiera casado con otra persona que también provenía de una familia alcohólica. Cuando mi esposa inició un tratamiento contra el alcoholismo, me instó a que examinara la parte que me correspondía en nuestro inestable matrimonio. Al principio lo eludí, después de todo, la negación me había ayudado mucho a lo largo de mi vida; pero había sufrido una depresión importante ese año y buscaba respuestas.

Al comenzar a asistir a reuniones de Al-Anon y a practicar el programa, me di cuenta de que les había transmitido a mis hijos los defectos de comportamiento (que me enseñaron mis padres). También me di cuenta de que había criticado y juzgado a mi esposa, pensando en todo momento que tan sólo le estaba dando pequeñas bromas a costa suya. Al-Anon me ayudó a encarar la profunda culpa que sentía por las cosas que le había hecho a mi esposa, a mis hijos y a los que me rodeaban.

Comprendí que parte de mi depresión se vinculaba con el hecho de que todo lo que había hecho para sobrevivir durante 55 años no funcionaba. Cuando por fin lo reconocí, experimenté un sentimiento profundo de pérdida. Yo no era la persona que creía ser, la que podía enmendarlo todo y a todos. Era en realidad un cuidador, enredado en las vidas de otras personas, definiendo mi felicidad por medio de la felicidad de mi familia. Sentía que había perdido mi identidad. ¿Cómo es posible que me mintiera a mí mismo durante tantos años?

Después de leer un folleto de Al-Anon, comprendí que había llegado el momento de ocuparme de mí mismo. ¿Cómo se hacía? Mi nivel de energía era mínimo. El folleto decía que una manera de ocuparse de uno mismo era asistir a reuniones, cosa que pude hacer. A cuantas más reuniones asistía, mejor me sentía. Soy aún un recién llegado a Al-Anon, pero he aprendido mucho. Sé que todavía hay ira en mi interior que debo aceptar con el fin de aliviarme. Sé que Al-Anon me apoyará a lo largo de todo el proceso.

Mi padre alcohólico murió cuando yo tenía cinco años. En el vigésimo quinto aniversario de su muerte, pedí que me restauraran un retrato de la familia con él. Mi padrastro le había recortado a la foto la cara de papá en un arranque de ebriedad y de celos. Al restaurar la foto, pude encontrar la forma de perdonar a mi padrastro, y ahora dispongo de una imagen de mi padre que miro cuando reparo el mal que le causé. Por fin pude comenzar el duelo. Le dije a mi padre cuánto lo extrañaba y que desearía que él hubiera estado aquí para que me hubiera visto crecer. Lo perdoné por haber sido menos que perfecto, pues a través de los años me había dado cuenta de que él fue demasiado humano.

Mi Madrina me dijo que admitir mi incapacidad es el comienzo del proceso de duelo. Al final pude aceptar que nunca tuve el padre que quería, y que el que tuve no me quiso como yo quería. Todavía estoy de duelo por la pérdida de mi sueño de tener una familia perfecta. Alguien en el programa me dijo que el dolor surge en oleadas, y comprobé que eso era cierto. Todos los fines de semana tomaba tiempo para estar sola, sentir, llorar, escribir y hablar con mi padre. Por fin me permito experimentar los sentimientos que reprimí durante veinticinco años. Los miembros de mi grupo siguen asegurándome que estaré bien independientemente de cómo me sienta, que "Esto también pasará," y que el duelo por esta pérdida no será infinito.

Preguntas para la reflexión y la meditación

• ¿Qué aprendí acerca de expresar emociones durante los años en que yo crecía?

• ¿Espero que yo mismo cambie mis sentimientos antes de que pueda aceptarme tal como soy?

• ¿Cuáles sentimientos me resultan más difíciles de expresar?

• ¿Qué temo que suceda si me permito expresar el sentimiento que más me incomoda?

• ¿Trato de proteger a otros de mis sentimientos?

• ¿Me hecho la culpa de cualquier pérdida que haya sufrido?

• ¿Hay algún aspecto de mi vida, pasada o presente, en el cual me siento víctima? ¿Qué beneficios obtengo al considerarme de esta manera?

• Si he estado enfadado con mi Poder Superior, ¿qué hice, o qué pude hacer, para resolver esa situación?

Cuidar de nosotros mismos

"El cuidar de mí mismo es algo que sólo yo puedo hacer".

Antes de la recuperación, muchos luchamos por saber cómo cuidar de nosotros mismos. A lo mejor hayamos sido expertos en saber cómo cuidar de los que nos rodean, pero rara vez nos tratamos a nosotros de manera similar. En algunos casos, el cuidado emocional y físico que constantemente les brindamos a otras personas puede haber contribuido a nuestro propio descuido. En el pasado, tal vez no nos hayamos sentido dignos de brindarnos nuestra propia atención. En Al-Anon descubrimos que cuidar de nosotros mismos no es un lujo sino una parte vital de nuestra salud y recuperación.

"Después de la muerte de mi cónyuge, no podía hacer nada más que cuidar de mí misma."

Cuando nos sentimos completamente incapaces ante nuestro dolor, hay algo sobre lo que aún tenemos un cierto control: el cuidar de nosotros mismos. Hacerlo mientras estamos de duelo podría verse distinto de otras veces. Lo más probable es que tengamos necesidades diferentes en ese momento. Quizás sería bueno aumentar nuestra asistencia a las reuniones o el tiempo que pasamos con nuestro Padrino con el fin de obtener apoyo adicional. Dejarle saber a los demás que estamos de duelo, ser francos sobre lo que sentimos y solicitar ayuda, son algunas de las formas en que podemos cuidar de de nosotros mismos.

Algunos pasamos una gran parte de nuestras vidas creyendo que otros sabían lo que más nos convenía. Podemos haber descartado nuestra propia intuición y en su lugar recurrido a otras personas para que nos cuidaran. La idea de que otros son responsables de nuestra felicidad a menudo nos lleva a sentirnos decepcionados. En Al-Anon aprendemos a asumir la responsabilidad de nosotros mismos, en lugar de esperar que otros satisfagan nuestras necesidades. Cuando nos comprometemos a que nuestro bienestar físico, emocional y espiritual se convierta en una prioridad, ponemos en acción una nueva etapa en nuestras vidas. Podemos confiar en que somos capaces de cuidar bien de nosotros mismos, aunque tengamos dudas sobre nuestra capacidad de hacerlo. Aunque quizás no hayamos tenido buenos patrones de conducta, nunca es tarde para aprender. Otros miembros de Al-Anon que han luchado y triunfado en el cuidado de sí mismos están a nuestro lado para guiarnos. Y también lo está nuestro Poder Superior.

Definimos el cuidado de nosotros mismos

Algunos tenemos nociones poco claras acerca del cuidado de nosotros mismos, confundiéndolo con el egoísmo o la autocompasión. Tal confusión a menudo nos puede llevar a sentirnos culpables o indignos cuando se trata de centrar la atención en nosotros. La autocompasión implica pasividad y un sentimiento de incapacidad en nuestras vidas. El egoísmo implica satisfacer *sólo* nuestras propias necesidades sin importarnos los demás. El cuidar de nosotros mismos significa esforzarnos para ayudarnos a sentirnos mejor. No quiere decir pasar por alto nuestras responsabilidades a otras personas sino aprender a equilibrar esas responsabilidades incluyéndonos a nosotros en la ecuación.

Si se nos enseñó que las necesidades de otras personas tienen prioridad sobre las nuestras, la idea de colocarnos de primero nos puede dejar inseguros. Si alguna vez hemos volado en un avión, estamos familiarizados con las instrucciones de seguridad que nos indican que debemos ponernos las máscaras de oxígeno antes de ayudar a otros. Podemos hacer una pausa para considerar dichas instrucciones, en especial si no hemos pensado mucho en ellas. Literalmente, si no podemos respirar, no podemos serle útil a nadie. Al aprender a cuidar de nosotros mismos, aprendemos al fin que es posible dar a otros sin comprometer nuestro propio bienestar.

El significado de cuidar de uno mismo varía de persona en persona. Para descansar, una persona podría preferir una siesta o recostarse a gusto con un buen libro, mientras que otra podría optar por ir al cine o jugar al golf. Si no estamos seguros de cómo cuidar de nosotros mismos al principio, podemos comenzar tomando en cuenta lo que podríamos hacer para ayudar a un amigo íntimo, y tratar de hacerlo. Podemos experimentar hasta que descubramos lo que sintamos que está bien para nosotros.

Al inicio nuestro deseo de agradar a otras personas puede ser más fuerte que nuestro deseo de cuidar de nosotros mismos. A veces cuidarnos significa postergar las necesidades ajenas. Al practicar cualquier comportamiento nuevo, hay gente que puede reaccionar de modo negativo o sentirse herida; después de todo, quizá no esté acostumbrada a que nos pongamos en primer lugar.

Nuestra compasión por los demás puede dificultar algunas yeces el fijar límites. No debemos permitir que las reacciones de otras personas ordenen si cuidamos de nosotros o no. Podemos aprender a fijar límites y a permitirles a los demás que tengan sus sentimientos sin creer que somos responsables de ellos. Si nos sentimos culpables acerca de brindarnos atención a nosotros mismos, podemos tener presente que este es un sentimiento que pasará al sentirnos cada vez más a gusto con nosotros mismos. Muchos nos hemos dado cuenta de que cuando aprendemos a querernos y aumenta nuestra autoestima, nuestros sentimientos de culpa disminuyen. El lema de Al-Anon "Vive y deja vivir" puede ser útil si nos sentimos culpables. A menudo centramos la atención en la parte "deja vivir" del lema, y no lo suficiente en la parte "Vive". Tenemos que vivir también. Para vivir bien, debemos tratarnos bien. Tal vez haya días en que no queramos cuidar de nosotros mismos o quizás no tengamos la energía para hacerlo. Tan sólo tener consciencia de cómo nos sentimos es una forma en que podemos cuidar de nosotros mismos. No es necesario que estemos siempre haciendo algo cuando practicamos el cuidado de nosotros mismos. Quizás tengamos que pasar un día en pijamas sin hacer nada. Ser amables con nosotros mismos es también parte del cuidado propio. Podemos hacer una pausa cuando la necesitamos.

Cuanto más practiquemos los principios de Al-Anon, más aprendemos a confiar en nuestra intuición, esa vocecita interna que nos hace saber lo que necesitamos. No hay acciones sin importancia cuando se trata de ocuparnos de nosotros mismos. Cuando no estamos seguros de lo que necesitamos, podemos recurrir a la gran fuente de recursos que tenemos a la disposición en Al-Anon.

Solicitamos ayuda

"En cualquier momento del día o de la noche, sé que puedo solicitar la ayuda de Al-Anon. Siempre ha estado a mi lado. Lo único que debo hacer es pedirla."

Todos admitimos que necesitamos ayuda cuando llegamos a la primera reunión de Al-Anon; pero muchos nos sentimos incómodos con la idea de pedir ayuda. Si consideramos que somos independientes y autosuficientes, podemos pensar que solicitar ayuda es una señal de debilidad. En Al-Anon, oímos hablar mucho acerca de la humildad. El ser humilde indica que todavía se nos puede enseñar. Significa que no hemos hallado todas las soluciones y que estamos listos para el aprendizaje. El aceptar que necesitamos de los demás requiere una actitud de humildad. La mayoría de nosotros probablemente está de acuerdo en que el solicitar ayuda exige valor, y el valor es una muestra de fuerza, no de debilidad. No estábamos destinados a realizar este viaje al que se le llama vida sin compañía, por lo que está bien solicitar ayuda.

"Al-Anon me sostuvo cuando yo no podía sostenerme."

En el pasado, quizás esperábamos que otros supieran lo que necesitábamos sin tener que preguntar. En Al-Anon aprendemos a comunicar nuestras necesidades de forma más directa. Una vez que aprendemos a solicitar ayuda, aun se nos puede hacer difícil permitirnos aceptar la ayuda que nos ofrecen. Aprender a recibir es parte de las relaciones sanas. No siempre tenemos que ser los que sólo dan. Está bien permitirnos recibir sin preocuparnos acerca de cómo retribuir el favor. Cuando pedimos ayuda, les damos a otros la oportunidad de dar. Muchos nos hemos dado cuenta de que cuando pedimos ayuda y nos permitimos recibirla, nuestras relaciones se fortalecen y se profundizan. Después de todo, ¿cómo podemos llegar a conocer la verdadera amistad si nunca permitimos que los demás vean lo vulnerable que somos?

"Lo maravilloso de la gente en Al-Anon es que sabe ayudar cuando se le pide, sin tratar de 'componer'."

Nos puede resultar más fácil solicitarles ayuda a miembros de Al-Anon que a otra gente en nuestra vida. Hay innumerables formas de acudir en busca de ayuda. Podemos informarles a otros miembros del grupo que la necesitamos. Podemos recurrir a nuestro Padrino o Madrina si contamos con esta persona. Si somos nuevos en el programa, podemos pedirle a alguien que charle con nosotros después de una reunión. Podemos ir a tomar café con otros miembros y tener así la oportunidad de compartir más acerca de nuestra situación. A veces el solicitar ayuda podría ser algo tan sencillo como levantar el auricular del teléfono. Después de arriesgarnos a pedir lo que necesitamos, puede ser difícil soltar las riendas del resultado. Muy probablemente habrá ocasiones en que los demás no respondan a nuestro pedido de ayuda. No debemos de tomarlo como algo personal si alguien no puede o no quiere ayudarnos en el momento en que se lo pedimos. Podría ser que esa persona quizás no pueda ayudarnos debido a una serie de motivos que no tienen nada que ver con nosotros. No debemos renunciar cuando alguien nos dice que no, ya que podemos preguntar a otra persona. Si esta también dice que no, podemos seguir preguntando hasta que encontremos la que nos diga que sí.

Nos ocupamos de nuestro bienestar físico, emocional y espiritual

No hay una única manera correcta de cuidar de nosotros. El significado de "cuidar de nosotros" varía en cada individuo. Podemos comenzar examinando los aspectos de nuestra persona que tal vez hayamos estado descuidando, ya sean físicos, emocionales o espirituales. Cuidarnos mientras estamos de duelo es fundamental para nuestro alivio. Aun si nos hemos convertido en expertos en cuidar de nosotros, podemos decaer cuando estamos en medio del dolor. Algunos días quizás pasemos por alto el ejercicio o las comidas. Podría ser que dejemos de asistir a reuniones o de acudir a los demás, y hasta puede resultarnos difícil orar o meditar.

Si nos sentimos confusos acerca de lo que necesitamos, podemos mantenerlo simple preguntándonos si tenemos hambre o si sentimos ira, solos o agotados. Un miembro se permitió tener lo que ella llamó "días de no hacer nada" y "días de llorar" Si nos sentimos estresados, podemos darnos un baño caliente o disfrutar de un masaje. Descubrir lo que nos interesa y lo que nos causa alegría es otra manera de cuidar de nosotros. Podríamos optar por aprender algo nuevo u ocuparnos en ese pasatiempo que siempre quisimos practicar.

Es difícil separar el bienestar físico, emocional y espiritual entre sí; son parte de ese todo que somos nosotros. Cuando se alimenta una parte, todas se nutren. No obstante, si se descuida una parte, todas pueden llegar a desequilibrarse. A medida que nos sentimos más a gusto en atender nuestras necesidades básicas, puede ser que se nos haga más fácil expandirnos e intentar otras formas diferentes de cuidar de nosotros. Dedicarle tiempo todos los días a saber cómo estamos, aunque sea unos pocos minutos, nos permite darnos cuenta de la clase de atención que más necesitamos. La lista que sigue puede ayudar si no estamos seguros de dónde comenzar:

- ¿Cuido de mi cuerpo por medio de una dieta adecuada, haciendo ejercicio y descansando lo suficiente?
- ¿Me dedico tiempo a mí mismo y participo en actividades que me gustan?
- ¿Respeto mis sentimientos?
- ¿Me doy el tiempo que necesito para mi duelo?
- ¿Me siento capaz de solicitar ayuda?
- ¿Le dedico tiempo a la oración y la meditación diarias junto a mi Poder Superior?
- ¿Voy a suficientes reuniones?
- ¿Acudo a mi Padrino o Madrina, u otros amigos de Al-Anon?
- ¿Utilizo publicaciones de Al-Anon cuando no puedo ir a reuniones ni hablar con nadie?

Es muy probable que nos sintamos agobiados si tuviéramos que atender todas nuestras necesidades al mismo tiempo. No se trata de perfección, sino de hacer el esfuerzo de tratarnos mejor.

Podemos esperar que nos sintamos incómodos al principio cuando empezamos a cuidar de nosotros. Algunos podríamos cuestionarnos si debemos usar nuestro tiempo y recursos en beneficiar a otros en lugar de nosotros mismos. Podemos tener presente que tenemos derecho a tratarnos bien. La mayoría de los nuevos comportamientos se sienten incómodos al inicio. Como ocurre cuando fortalecemos un músculo, sentimos molestias al principio, aunque, como en el caso del ejercicio físico, cuanto más practicamos el cuidado de uno mismo, más fácil se nos hace.

Recurrimos a nuestro Poder Superior

"Desde que llegué a Al-Anon, he aprendido que el dolor y Dios van juntos."

La oración y la meditación nos han permitido salir adelante en las horas más difíciles cuando la incapacidad y el temor se han sentido más intensamente. Muchos creemos que es útil practicar una rutina diaria de oración y meditación. Podemos optar por orar o meditar de primero en la mañana antes de levantarnos, o podríamos dedicarle tiempo a la reflexión antes de irnos a dormir. Otras personas oran a lo largo del día. Si pertenecemos a una determinada religión, podríamos rezar plegarias formales que reflejen nuestra fe. Podríamos ser más espontáneos y sentirnos más distendidos en cuanto a la forma en que oramos o meditamos. Dar un paseo al aire libre, mirar una pintura, leer un poema que nos llegue al alma, darle de comer a los pajaritos en el patio o cuidar las plantas de nuestro jardín: estas son tan sólo algunas de las formas en que podemos nutrir nuestro espíritu. Por fortuna, existen varias formas de llevar una vida espiritual. Podemos escoger lo que nos ayude a sentirnos diariamente renovados.

El ser conscientes de un Poder superior a nosotros nos ha ayudado a muchos a sentirnos menos solos en nuestro dolor. Un miembro descubrió que su soledad le daba la oportunidad de pasar más tiempo con su Poder Superior. Durante nuestros más intensos momentos de dolor, nuestra vulnerabilidad puede convertirse en el umbral a través del que le pedimos a nuestro Poder Superior que nos brinde más plenamente su presencia en nuestras vidas. Algunas plegarias tienen palabras, otras son silenciosas. A lo mejor el tipo de oración o el tiempo que se le dedique a la meditación no sea tan importante como el esfuerzo en comunicarnos con nuestro Poder Superior.

"A veces, la única oración que podía rezar era: 'Dios, ayúdame'."

Cómo nos pueden ayudar los Pasos

"Sólo recordar los Pasos me da la fortaleza y el valor de seguir adelante."

Muchos hemos encontrado alivio y serenidad cuando practicamos los Pasos en nuestra vida diaria. Los Doce Pasos son fundamentales para el programa de Al-Anon y esenciales para nuestra recuperación. Nos ayudan a comprendernos mejor para hacer las paces con nuestro pasado y aprender a vivir el presente. Los Pasos nos enseñan acerca de la aceptación, la humildad, el perdón y el cuidado de uno mismo. Podemos aplicar un Paso casi a cualquier problema o situación que podríamos enfrentar. Cada vez que practicamos los Pasos, descubrimos nuevas características de nosotros mismos.

Como cada Paso va seguido uno del otro, a algunos nos resulta útil aplicar los Pasos en orden. Una vez que nos familiarizamos más con ellos, podemos optar por volver atrás y probar cómo uno o dos Pasos podrían ayudarnos en un aspecto específico de nuestro dolor. Para aprender más sobre cómo pueden ayudarnos los Pasos, podemos leer acerca de ellos en nuestras publicaciones o asistir a reuniones sobre los Pasos. Algunos consideramos beneficioso dedicarle tiempo a la meditación sobre un Paso o a escribir sobre el mismo. Cuando estaba de duelo, un miembro utilizó los Doce Pasos como una forma de meditación mientras hacía ejercicio caminando, concentrándose en un Paso diferente en cada vuelta a la pista.

No es necesario que vaguemos a través de nuestro dolor. Si nos sentimos perdidos o descarrilados, podemos recurrir a los Pasos, pues estos nos pueden dar fuerza y equilibrio cuando el dolor se torna agobiante y nuestras vidas parecen estar descontroladas. A medida que progresamos y cambiamos, también progresa y cambia nuestra comprensión de los Pasos. Por suerte podemos transitar por ellos las veces que lo necesitemos.

Utilización de los lemas

Un miembro describió de la siguiente manera lo indispensable que es para él un lema en especial: "'Un día a la vez' no es una perogrullada; es mi forma de vida". Oímos mencionar los lemas con tanta frecuencia que rara vez nos detenemos a considerar de verdad lo que nos pueden ofrecer. Si algunos de los lemas nos parecen un poco trillados, podríamos tender a descartarlos; no obstante, la simpleza de los lemas es lo que los hace tan eficaces. En medio de nuestro dolor, un lema puede ser el único instrumento de Al-Anon para cuya utilización nos queda energía. Si nos resulta difícil centrar nuestra atención, podemos recurrir sencillamente a los lemas.

Los lemas y las frases de Al-Anon nos hacen recordar con rapidez que debemos hacer una pausa en lo que estemos haciendo y centrar la atención en algún aspecto del cuidado de nosotros mismos. "Mantenlo simple" puede ayudarnos en esos momentos en que el dolor parece ser incontrolable. "Hazlo con calma" nos ayuda a actuar más despacio y a ser amables con nosotros mismos. Cuando los temores sobre el futuro nos agobian, "Un día a la vez" y "Suelta las riendas y entrégaselas a Dios" nos ayudan a centrar la atención en el día y el momento presentes. "Primero, las cosas más importantes" nos puede servir como un útil aviso, en especial en esos momentos en que se siente como que no vamos a llegar al final del día. "Este lema me recuerda que debo hacer una pausa y pensar en lo que hay que hacer primero, en lugar de descontrolarme al tratar de hacerlo todo al mismo tiempo, sin lograr hacer nada", dijo un miembro. También podemos usar el lema como una forma de analizarnos y saber lo que podríamos necesitar en un momento dado: una siesta, una reunión, un paseo con un amigo de confianza, una llamada telefónica a un miembro del grupo o a nuestro Padrino o Madrina, tiempo para estar con nosotros mismos, o llorar hasta desahogarse. Podemos confiar en que si solicitamos orientación, nuestro Poder Superior nos dará precisamente lo que necesitamos.

Los lemas pueden ayudarnos a que nos calmemos en momentos de angustia; pueden impedir que nuestras mentes se descontrolen. A un miembro le resultó útil utilizar los lemas como pensamientos sagrados, repitiendo cada frase y respirando profundamente. Si no hemos pensado mucho en los lemas en el pasado reciente, podríamos dedicarles tiempo y volver a familiarizarnos con ellos. En casi todas nuestras publicaciones se puede leer acerca de los lemas. También puede ser una buena idea sugerir un lema específico como tema de una reunión para ver cómo otras personas se han beneficiado de su uso.

Asistencia a reuniones

Cuando entramos a las salas de Al-Anon por primera vez, muchos sentimos una gran sensación de consuelo. Un miembro comentó que se sentía como estar arropado en una manta cálida. A menudo percibimos que podemos respirar con mayor facilidad en compañía de gente que sabe cuál es nuestra situación. En el pasado, tal vez tratamos de compartir nuestros problemas con amigos, colegas o vecinos, nada más para que nos tuvieran lástima o no nos comprendieran. Puede ser que en Al-Anon nos sintiéramos sorprendidos y aliviados cuando nos dimos cuenta de que no teníamos que explicarle nada a nadie. En lugar de eso, descubrimos una afinidad singular con otras personas que nos comprendieron porque las dificultades que comentaban que tenían eran similares. Simplemente darnos cuenta de que no estábamos solos fue una fuente enorme de consuelo para muchos de nosotros.

Una reunión podría ser el único lugar seguro para hablar con toda franqueza. No obstante, nos puede preocupar que si vamos a una reunión, la situación en nuestro hogar caótico y lleno de tensión será aun peor a nuestra vuelta. Podemos confiar en que estaremos mejor preparados para hacerle frente a lo que nos espere en nuestro hogar porque nos preocupamos por cuidar de nosotros al asistir a una reunión.

*"Simulé ante el mundo que todo estaba bien creyendo que mi
dolor era demasiado personal como para compartirlo."*

Si la confianza o la vergüenza son un problema para nosotros, puede ser que no nos sintamos a gusto al hablar con extraños de inmediato. A lo mejor los que hemos guardado el secreto del alcoholismo durante tantos años necesitemos dejar pasar algún tiempo antes de que nos sintamos lo suficientemente a gusto para hablar sobre nuestros problemas. Quizás en el pasado otras personas que nos ignoraron o que descartaron nuestros sentimientos nos hayan herido profundamente, y puede ser que a raíz de eso nos hayamos convencido a nosotros mismos de que no podemos ofrecer nada que valga. A los que hemos pasado por esto se nos puede hacer muy difícil expresar en voz alta nuestros pensamientos más íntimos en una reunión. Algunos podríamos tardar meses en tan sólo decir nuestro nombre.

"Entré a las salas con tanta tristeza y dolor que no pude hablar durante meses."

Nunca tenemos qué sentirnos presionados a participar en una reunión si no queremos hacerlo o si no estamos preparados. Aunque nunca digamos una palabra, nuestra presencia puede beneficiar al grupo de maneras que a lo mejor nunca sepamos del todo. Compartir significa dar algo de nosotros. Estar presente y escuchar con atención es también una forma de compartir. Escuchar a otras personas puede ayudarnos a estar más conscientes de nuestros sentimientos. Un día puede ser que nos sintamos lo suficientemente a gusto para compartir algo, aunque sólo sea para decir que nos sentimos contentos de estar en la reunión. Con el tiempo, podemos llegar a sentirnos con la seguridad que necesitamos para contar nuestra historia.

"Tengo que seguir participando aunque me canse el oírme hablar sobre mis pérdidas y aunque me preocupe pensar que otra gente esté harta de escucharme."

El temor de lo que otras personas puedan pensar de nosotros puede impedir que hablemos con franqueza en las reuniones. Nadie tiene por qué sentarse a juzgar nuestro dolor. Algunas reuniones serán más adecuadas que otras para nosotros. Es nuestro propio deber encontrar las reuniones que más nos convengan y en las que sintamos apoyo.

Si tenemos problemas de baja autoestima, tal vez nos hayamos convencido a nosotros mismos de que nadie desea escuchar lo que tenemos que decir, aunque eso no sea evidente en otras personas de nuestro grupo. Cuando nos arriesgamos a compartir más plenamente, a lo mejor nos sorprenda darnos cuenta de que otros *quieren* escuchar lo que tenemos que decir. Un miembro comentaba a menudo cuánto lo afectaba el dolor físico de su madre, cuando ella se estaba muriendo: "Después de cada reunión, siempre esperaba que alguien dijera algo así como: '¿No crees que podrías dejar de hablar sobre el dolor físico de su madre la semana que viene?' En lugar de eso, oía decir: 'Esto también pasará,' y 'He pasado por lo mismo. Aquí te doy mi número, por favor, llámame'". Reconocer que otros pueden beneficiarse de lo que tenemos que decir nos ayuda a aumentar la autoestima.

Las reuniones nos dan la oportunidad de relacionarnos directamente con otros miembros de Al-Anon. Nos estaríamos poniendo un límite si sólo buscáramos gente que atraviesa exactamente la misma situación que nosotros. Podría sorprendernos el darnos cuenta de que tenemos tanto que aprender de un recién llegado como de un miembro antiguo. Aunque la experiencia de alguien más parezca distinta de la nuestra, podríamos descubrir bajo los detalles de nuestra vida lo mucho que tenemos en común.

Al atender a reuniones en forma regular damos lugar a la posibilidad de cambios en nuestra vida, lo que a veces significa obligarnos a ir a una reunión aunque no tengamos ganas. A menudo ocurre que no queremos asistir a una reunión cuando más la necesitamos. Es útil tener presente que en general nos sentimos mejor cuando nos vamos de una reunión que cuando llegamos. Hay días en que tal vez no tengamos ni ganas de levantarnos de la cama y menos ganas aun de vestirnos para asistir a una reunión. En Al-Anon nunca tenemos que simular que estamos mejor de lo que estamos. Podemos estar seguros de que nos darán la bienvenida y nos aceptarán, sin que importe cómo vamos vestidos o cómo nos sentimos.

Seguimos viniendo

"Lo que me hace seguir viniendo a Al-Anon es algo más que mi débil voluntad."

Muchos seguimos viniendo a reuniones aunque los problemas que nos condujeron a Al-Anon se hayan resuelto mucho tiempo antes o ya no nos perturben. La mayoría de nosotros concuerda en que cuanto más tiempo pasemos en Al-Anon, más nos ayudará el programa en todos los aspectos de nuestra vida, no sólo en los relacionados con el alcoholismo. Al-Anon no es un programa con una duración o un destino fijos. Los instrumentos que aquí adquirimos nos ayudan a llevar vidas mejores - en nuestro trabajo, en nuestras relaciones con familiares y amigos, y en las sentimentales. Hay reuniones disponibles en todo el mundo. Si debemos salir de viaje, podremos encontrar una reunión dondequiera que vayamos.

"Cuando las cosas se ponen difíciles, siempre puedo contar con
que Al-Anon estará a mi lado, ya sea que me encuentre en
casa o a 1.600 kilómetros de distancia".
Es muy probable que la manera de abordar nuestra relación con
el programa de Al-Anon cambie con el tiempo. A medida que
crecemos, cambiarán por supuesto nuestras necesidades. Algunos
asistiremos a las mismas reuniones todas las semanas durante
años; a otros nos gusta probar nuevas reuniones donde podamos
escuchar perspectivas distintas. No hay una sola manera correcta
de ser miembro de Al-Anon, ni tampoco hay una sola manera
correcta de sobrellevar el duelo. Tal como se menciona en el primer
párrafo de la Clausura Sugerida para las Reuniones de Al-Anon y
Alateen que se lee al final de cada reunión: "...pueden quedarse con
lo que les agrada y desechar el resto". Todos nosotros tenemos el
derecho de establecer nuestra propia relación con Al-Anon".

Cómo nos puede ayudar el padrinazgo

Cuando estamos en una reunión, tratamos de dejarles suficiente
tiempo a todos los que deseen compartir. Por ende, puede ser
que no siempre tengamos la oportunidad de expresar todo lo que
tenemos en el corazón y en la mente. También puede ser que haya
ciertas cuestiones en nuestras vidas que no podamos compartir a
gusto en una reunión. En tales casos, podemos encontrar ayuda en
el padrinazgo.

El padrinazgo nos proporciona la oportunidad de tener conversaciones más minuciosas en un entorno personal con alguien en
quien confiamos. Puede ser especialmente valioso contar con un
Padrino o Madrina cuando estamos de duelo. En momentos de
gran soledad, podemos contar con que nuestro Padrino o Madrina
estará a nuestro lado. Podemos llamarlo o llamarla cuando nos
sintamos confusos o abrumados, o cuando necesitemos un poco
más de apoyo y comprensión.

"El dolor y la pérdida eran tan sólo dos palabras en mi
vocabulario hasta que mi Madrina me ayudó a superar la
pérdida de mi madre".

El estímulo y el apoyo de un Padrino o Madrina fue lo que nos ayudó a muchos de nosotros a superar los momentos más difíciles de nuestro dolor. Con el tiempo muchos llegamos a sentir que nuestro Padrino o Madrina nos conoce mejor que nadie, quizás mejor que nuestra propia familia. Aunque nuestro Padrino o Madrina no tenga todas las respuestas, a menudo puede ayudarnos a que nos dirijamos hacia las respuestas que existen dentro de nosotros.

Cuando aceptamos apadrinar a alguien, tal vez no seamos conscientes de todo lo que terminaremos recibiendo. Muchos miembros se han dado cuenta de que la persona a la que apadrinan tenía mucho que enseñarles también con respecto a ellos. A menudo las inquietudes que nos comentan como Padrinos o Madrinas son las mismas cosas que estamos a punto de examinar en nosotros. Ninguno de nosotros llega a ningún lugar donde hayamos aprendido todo lo que hay que aprender. Si mantenemos un criterio abierto, veremos que los puntos de vista de otros miembros pueden ayudarnos, independientemente del tiempo que nosotros hayamos estado (o que ellos hayan estado) en recuperación.

Si estamos apadrinando a alguien cuando estamos de duelo, debemos decidir por nosotros mismos si podemos continuar con nuestra responsabilidad de Padrino o Madrina, o si debemos hacer una pausa durante algún tiempo. Puede ser una decisión difícil de tomar, en especial si estamos apadrinando a un recién llegado. Podemos tener presente que la clave de la recuperación de otra persona no está en nosotros. En realidad, al cuidar de nosotros mismos, nos convertimos en un ejemplo vivo de cómo poner en práctica los principios de Al-Anon. ¿Qué mejor don le podemos ofrecer a la persona que apadrinamos?

El progreso mediante el servicio

"No comprendo cómo el ayudar a alguien más me ayuda a mí.
Sólo sé que es así".

El servicio no es una actividad obligatoria de los miembros Al-Anon. Damos únicamente cuando de verdad queremos hacerlo o nos sentimos llamados a dar, y no por un sentimiento de culpa,

ni por obligación, ni por presión. Para recuperarnos, nos necesitamos mutuamente, y la labor del Duodécimo Paso, tal como la
de servicio, es una forma de estar al lado uno del otro. El servicio
puede darnos la oportunidad de dejar que nuestro duelo descanse
por un rato mientras escuchamos a otra persona o nos centramos
en una tarea específica.

"Una manera de servir es compartir con sinceridad mis
experiencias y sentimientos. Sea lo necesite decir, es muy
probable que haya alguien más a quien le beneficie escucharlo."

El servicio puede consistir en apadrinar a un recién llegado,
preparar el café, poner las publicaciones en exhibición, saludar
a la gente cuando llega a una reunión o ayudar a limpiar al final
de ésta. Llevar el mensaje a los demás puede ser simplemente
ofrecerle nuestro número de teléfono a alguien que lo necesita
o compartir nuestra experiencia de dolor. La verdad es que a lo
mejor nunca sepamos verdaderamente cómo la sabiduría adqui-
rida puede ayudar a alguien que esté pasando por una situación
difícil. Aunque temamos no contar con nada que dar mientras
estamos de duelo, un gesto generoso, por más pequeño que sea,
puede servir de mucho para ayudar a alguien más (y ayudarnos
nosotros mismos).

Algunos estamos dispuestos y podemos aceptar cargos de servicio que consumen gran parte de nuestro tiempo y energía, como
es el caso del Representante de Grupo o de Distrito. Aunque el
nivel de compromiso varía en las distintas áreas de servicio, cada
una es importante y valiosa por igual en Al-Anon. Algo tan simple
como llegar de primero y abrir la puerta, garantiza que la reunión
pueda realizarse. Dedicar un momento a verificar que los horarios
de las reuniones estén disponibles con prontitud puede hacerle las
cosas más fáciles al recién llegado, quien podría estar demasiado
nervioso para pedir uno.

"Cuando sentía que no podría aguantar ni un día más, pude oír
la voz de mi Madrina que me decía: 'Si no sabes qué hacer,
haz algo.' Yo sabía que siempre podía hacer algo en Al-Anon."

Muchos hemos encontrado alivio y gratitud mediante el servicio.
La labor del Duodécimo Paso nos ha ayudado a sentir con más

fuerza que somos parte de nuestro grupo y de Al-Anon en su totalidad. Nos vincula con otros y a menudo nos conduce a amistades duraderas. El servicio nos ayuda a sentir que nos aceptan, que nos necesitan y que nos aman, y puede ayudarnos a adquirir confianza y autoestima. Cuanto mejor nos conozcamos, más tendremos para dar de nosotros. Para muchos de nosotros, el servicio nos brinda la oportunidad de ser aceptados por lo que somos y por los dones singulares que podemos ofrecer. Un miembro compartió su relato de cómo un puesto de servicio lo ayudó a sentirse menos solo en su dolor.

"En unas cuantas semanas, mi vida había pasado de la pérdida y el vacío a la mayor plenitud jamás imaginada."

Ciertos puestos de servicio exigen el tiempo y la energía que a lo mejor no tenemos para dar mientras estamos de duelo. En tales casos, podemos tener presente que tenemos opciones. Algunos decidimos permanecer en nuestros cargos de servicio porque no queremos sentirnos aislados. Un compromiso en el servicio puede motivarnos a asistir a una reunión aunque no tengamos ganas de ir. El servicio puede también ayudarnos a que pensemos en algo diferente y a que dejemos de pensar en nuestros propios problemas por un rato. Si nuestro compromiso de servicio se convierte en una carga demasiado pesada en este momento, podemos hacer una pausa y reanudar nuestras tareas cuando sintamos que estamos listos. Si no estamos seguros, podemos seguir adelante, sabiendo que podemos hacernos a un lado si la tarea llega a superar nuestras fuerzas.

La lectura de nuestras publicaciones

La Literatura Aprobada por la Conferencia contiene un tesoro de experiencia y sabiduría de miles de miembros de todo el mundo. Esa experiencia y sabiduría están a nuestra disposición día y noche. El aporte colectivo de tantos miembros nos recuerda con esperanza que no estamos solos y que nosotros también podemos sobrevivir a nuestras pérdidas. Si no podemos dormir o es muy tarde para llamar a nuestro Padrino o Madrina, podemos recurrir a las publicaciones. Cuando no hay otros miembros disponibles o no podemos asistir a una reunión, podemos encontrar consuelo en sus páginas. En esos días en que no tenemos ganas de hablar con nadie, las publicaciones pueden ser un amigo silencioso que no nos pide nada a cambio.

Tal vez lo más maravilloso de nuestras publicaciones sea que podemos llevarlas con nosotros a cualquier lugar. También podemos escribir algunas frases y pegarlas en la nevera, el espejo, u otros lugares por los que pasamos a diario. Cuando a una persona se le hizo crucial volver al trabajo, se consolaba leyendo el marcador de libros *Sólo por hoy* antes del inicio de cada día de labores.

"Cada día parecía una valla demasiado alta como para poder saltarla. Esas palabras me ayudaban a centrar la atención en sólo ese día que tenía al frente. Era como que si mi Poder Superior me diera una dosis diaria de vitaminas espirituales por medio de las palabras de ese marcador de libros. Podría sonar dramático, pero me sentía como si ese marcador de libros me hubiera salvado la vida durante esos momentos tan difíciles."

Podemos encontrar lecturas en nuestras publicaciones que se refieren a casi todos los aspectos de nuestro dolor. Un miembro compartió lo siguiente: "La voluntad de Dios no queda sujeta a mi imaginación, por suerte; de lo contrario, pasaría por alto importantes mensajes de alivio". Algunos miembros le piden a su Poder Superior que les señale algún pasaje que les sirva de ayuda; otros confían en su intuición, abriendo una página de forma espontánea. Si no encontramos algo de inmediato, podemos seguir buscando o recurrir a otro libro o folleto hasta que encontremos algo que nos dé consuelo.

Muchos consideramos las publicaciones de Al-Anon como un elemento esencial de nuestra práctica espiritual. Al progresar en la recuperación, pudiéramos encontrar que la misma publicación nos ofrece nuevos elementos de comprensión en lecturas posteriores. De esta forma, las publicaciones de Al-Anon nos ayudan a reflejar nuestro progreso.

En medio de nuestro dolor, leer aunque sea una sola página a lo mejor nos consuma toda la energía que podamos reunir, aunque un paso tan pequeño como este es un acto muy efectivo en cuanto al cuidado de nosotros. Con tan sólo buscar y leer parte de este libro, ya hemos tomado un paso importante hacia la reducción de nuestro pesar y al alivio de nuestro dolor.

Los miembros comparten su experiencia, fortaleza y esperanza: Cuidar de nosotros mismos

Cuando entré a las salas de Al-Anon, me acababa de casar con un alcohólico. Mi atención estaba tan centrada en mi marido, que olvidaba por completo mi diabetes. Si bien me horrorizaba la idea de gastar dinero en aparatos para controlar mis niveles de glucosa, me complacía comprar cualquier cosa que mi marido necesitara o deseara.

Poco después de que empecé a asistir a Al-Anon, comencé a sufrir complicaciones debidas a la diabetes. Mi vista, que ya se había dañado, empeoró mucho más y tuve que dejar de conducir. Tenía veintiocho años pero me parecía estar al final de mi vida. Me sentí desesperanzada en mi dolor. Como si esto fuera poco, tenía grandes dificultades en solicitar ayuda.

En realidad no tenía amigos íntimos en el programa y me cuestionaba sobre cómo podría llegar a las reuniones. Al final decidí que debía pedir ayuda. Al principio me era insoportable, pero a medida que pasaba el tiempo, se hizo más fácil. Al-Anon me ayudó a comprender que aislarme del mundo no me beneficiaba.

La Séptima Tradición ha sido un valioso instrumento que me ha salvado la vida y la cordura. Descubrí que ser "autosuficiente", como lo indica esta Tradición, no significa que tenga que hacerlo todo sola. Significa hacer todo lo que humanamente pueda y solicitar ayuda con el resto. También significa permitir que otros me ayuden.

Cuando le diagnosticaron un cáncer incurable a mi marido, renuncié al empleo que había tenido durante treinta y dos años para poder cuidarlo. Poco después de su muerte, a mi hermana le afectó la discapacidad debido a sus adicciones durante tanto tiempo. Nuestros padres, que tenían más de 80 años, hacían lo que podían para cuidar de ella, pero comenzaron a descuidar sus propias necesidades al tratar de solucionar el problema de mi hermana. Yo me sentía abrumada por la pérdida de mi marido y de mi empleo y por la preocupación sobre mis padres y mi hermana. Me sentía culpable porque no creía poder mejorar la situación en que ellos se encontraban. Me aterraba el futuro que veía como un sinfín espantoso de cuidados, crisis y desgracias. No comprendía cómo iba a arreglármelas sin mi marido. Hasta pensé en suicidarme con su pistola, pero no sabía cómo cargarla.

Finalmente se me ocurrió buscar a un grupo de Al-Anon. Lo había pensado durante años, pero siempre encontraba excusas por la falta de tiempo o porque no quería que la gente se enterara de mis problemas familiares. Sin embargo, esta vez tuve que admitir que mi vida se había vuelto verdaderamente ingobernable y no sabía a qué otro lugar recurrir.

Lo que encontré fue una sala llena de gente cuyas dificultades eran como las mías, pero parecía que trataban de explicarse cómo vivir bien a pesar de ellas. Me hicieron sentir bienvenida y me escucharon sin juzgarme ni darme consejos. Hoy estos amigos me demuestran con el ejemplo cómo centrar mi atención en la única persona a la que en realidad puedo ayudar: yo. Aprendo a vivir "Un día a la vez", en lugar de temerle siempre al futuro o añorar el pasado. Aprendo a desprenderme con amor de los problemas familiares. Cuando pienso en confiar mi vida a un Poder Superior, me da la impresión de que la vida sin mi marido se puede vivir bien después de todo. Aunque sigo siendo una principiante en Al-Anon, ya he podido darme cuenta de que el programa me salvó la vida.

Antes de Al-Anon, odiaba a mi padre y no sentía nada más que desprecio por cada uno de sus respiros. Él arruinó nuestra familia al elegir al alcohol y no a nosotros. Después de la muerte de mi madre, mi padre se sintió completamente perdido. Mi madre solía hacerle todo puesto que él no cocinaba, no limpiaba, no pagaba las cuentas, no lavaba el auto ni cortaba el césped. La muerte de ella lo deprimió profundamente y lo llenó de culpa; nunca pudo recuperarse. Una noche fui a llevarle la cena a mi padre. Al entrar a la casa a oscuras, lo encontré aletargado en un sofá debido a una borrachera. Recé la Oración de la Serenidad y puse la comida en la nevera. Se despertó cuando me iba. "Estoy borracho", me dijo. Le respondí que lo amaba. Cuando me di vuelta para irme, me gritó: "¿Me vas a dejar aquí tal como estoy?" Le respondí que sí, cerré la puerta quedito y me fui a casa. Nunca había hecho antes algo así. No cuidar de él me hacía sentir incómodo. Lloré durante todo el camino a casa, sintiéndome culpable por ser un hijo tan horrible. Una vez en casa, llamé a un amigo de Al-Anon y le conté lo que había pasado. Me tranquilizó diciéndome: "Hiciste exactamente lo que tenías que hacer". "Reza por eso y descansa un poco".

Más tarde me di cuenta de que había aplicado el Primer Paso y confiado mi padre a Dios. "Vive y deja vivir" me vino a la mente, junto con un intenso sentimiento de compasión por mi padre. Esa noche cambió todo entre mi padre y yo. Nos acercamos más cuando le fijé un límite, y hablamos como nunca antes. Estuvo sobrio sólo cinco meses antes de su muerte. No obstante, con la ayuda de Al-Anon, fueron los cinco meses que nunca imaginé que pasaría con papá.

Fue mi propia respuesta al alcoholismo en mi familia lo que me llevó a solicitar ayuda en Al-Anon. Parecía que yo era la infeliz, no mi madre, ni mi padre, ni mis abuelos ni otros alcohólicos en mi vida. Con el tiempo comencé a practicar los principios de Al-Anon y a construir una vida en la que me sentía satisfecha y contenta. A medida que el alcoholismo de mi madre continuaba empeorando, llegó a ser evidente que tendría que alejarme de ella con el fin de mantener la paz en mi vida. Durante años mi madre y yo casi no nos vimos.

Cuando me enteré de que mi madre agonizaba, la pequeña niña en mi interior quiso correr a su lado. Estaba en un estado de confusión interior, a punto de caer enferma yo también. En esa época, fui a reuniones, le oré con fervor al Dios de mi entendimiento, y me apoyé en mis amigos; pero no encontraba la respuesta sobre lo que debía hacer.

De repente un día en que me encontraba meditando algo claro se me vino al pensamiento: "Primero, las cosas más importantes" se repetía una y otra vez en mi mente. Fue entonces que me di cuenta de que la muerte inminente de mi madre era mucho más importante que cualquiera de sus comportamientos alcohólicos pasados. Teniendo presente este lema, pude fijarme nuevas prioridades. Opté por estar con mi madre y ayudar a cuidarla durante las últimas semanas de su enfermedad. En el tiempo que pasamos juntas, desarrollamos una relación basada en la honestidad, en reparar el mal causado y en el amor. Logré encontrar el perdón en mi corazón.

Me siento agradecido por la luz que me iluminó ese día durante la meditación. Mi Undécimo Paso diario me ayudó a aplicar los principios de Al-Anon a esta situación difícil y desconcertante. Me ayudó a adoptar la decisión más conveniente para mí.

———————————

Hace poco decidí separarme de mi esposa porque nuestra relación amenazaba mi recuperación y mi serenidad. Todavía me siento triste por esta separación y lamento la desaparición de una relación que comenzó de manera tan promisoria.

Pese a haberme ido de casa, aún me preocupo por la manera en que mi esposa vaya a reaccionar ante ciertas situaciones. En otras ocasiones, me siento triste por haber dejado una casa hermosa para vivir ahora en un apartamento abandonado de dos habitaciones. La tentación de revolcarme en la autocompasión o la angustia puede ser muy grande a veces. Aquí es donde entra en juego mi programa. Oro; me siento y escribo mi diario; levanto el teléfono. Me asombra la frecuencia con la que me llaman por teléfono mis amigos de Al-Anon, y siempre en el momento preciso. Escuchar la historia de otros miembros me ayuda a calmar la mente.

Se me recuerda a menudo que los sentimientos no son hechos concretos y que tengo opciones. Lo que puedo hacer es aplicar los lemas a mis pensamientos y sentimientos. "Hazlo con calma" me permite atravesar estos días difíciles a mi ritmo y no como alguien más diga que debe de ser. "Vive y deja vivir" le da a mi esposa el derecho a vivir su propia vida sin que yo la juzgue. "Un día a la vez" me recuerda que debo alejarme de un pasado lleno de pesares o de un futuro aterrador. Sólo tengo que afrontar el día de hoy. Cuando el dolor, la soledad y la incertidumbre parezcan ser una carga demasiado pesada, repito suavemente la frase "Esto también pasará", para acordarme de que esta situación no durará eternamente.

Mi dolor mayor fue provocado por la ruptura de una relación de cinco años. Sentía que mi ser había sufrido heridas que nunca cicatrizarían. Empecé a asistir a reuniones de Al-Anon durante la primera semana después haber terminado la relación. En ese momento no me daba cuenta de cuánto me ayudaría en mi dolor el asistir a las reuniones.

Durante esa primera semana de desesperación, los lemas me salvaron la vida. Apenas oía las palabras de los otros miembros, pero los lemas, que eran siempre puestos sobre la mesa en esa reunión en particular, me dieron esperanza: esperanza de que tal vez podría aceptar esta pérdida y soltar las riendas de mi sentimiento de fracaso. Mi vergüenza se complicaba por el hecho de ser lesbiana y tener que encarar rechazo social. Me resultaba difícil poder ver y aceptar a la persona amorosa que existía detrás de la vergüenza. Al final, los lemas, los otros miembros de Al-Anon y la estructura de las reuniones me ayudaron a sentirme segura, y así pude remover las capas y descubrir que soy una persona amorosa y también merezco que me amen.

El tiempo que he pasado en Al-Anon me ha enseñado a confiar en mis instintos. Nunca tuve esto tan claro como cuando estuve de duelo por el suicidio de mi hermano. La mañana de su funeral, supe que necesitaba la seguridad y el consuelo de una reunión de Al-Anon. Como no era el día de mi reunión habitual, por lo que busqué otra.

Una vez allí, me di cuenta de que mi presencia tenía otro motivo. Mis años en el programa me habían enseñado que el temor y el dolor se reducen si son compartidos. Sabía que debía compartir lo que me ocurría. Me llevó un cierto tiempo reunir el valor de decir las cosas en voz alta, pero finalmente lo logré y compartí diciendo que mi presencia allí se debía a que mi hermano se había suicidado, que su funeral sería esa tarde, y que yo no podía soportar el dolor. El consuelo y el apoyo que recibí ese día fue algo indescriptible. Nunca he llegado a comprender por qué algo horrible es menos terrible si se lo contamos a alguien de confianza, pero para mí es así. Siempre les estaré agradecido a los miembros de Al-Anon que esa mañana me dieron la fortaleza necesaria para enfrentar el resto del día.

Asistía a reuniones de Al-Anon todas las semanas, pero no utilizaba el programa para ayudarme a encarar mis pérdidas. No tenía Madrina, y mi programa se había debilitado a lo largo de los años. Enfrentaba mis sentimientos tal como lo había aprendido en mi hogar alcohólico: sola. Me sentía cada vez más aislada y distante.

Durante mi duelo, recibí ayuda a través de una vía que no había previsto: el servicio. Hacía años que mi grupo local no contaba con un Representante de Grupo. Una noche se me pidió que ocupara ese cargo. Sentí que debía progresar en el programa y pensé que mi Poder Superior me guiaba hacia el servicio, por lo que acepté. En pocas semanas, pasé de un aislamiento casi completo de mi dolor a una creciente sensación de compañerismo. Con el tiempo, participé más y más en el servicio y al final acepté ser Madrina. El servicio me ha enseñado que al ayudar a otros me ayudo a mí misma. Mi vida hoy es más plena de lo que nunca imaginé.

Me encanta ser Madrina, pero cuando mi mamá murió, comprendí que no podía ayudar a quienes estaba apadrinando. Una persona de confianza me sugirió que hiciera una pausa de un año para ocuparme de mí misma. Me preocupaban mucho mis apadrinados, y me pregunté que sería de ellos. Al final confié en que alguien los apoyaría. Los llamé y les expliqué que dejaría de ser su Madrina por un año para poder ocuparme de mí misma durante este período de duelo.

Siempre había pensado que el dicho de Al-Anon: "Cuando me ocupé, mejoré" se aplicaría al dolor, pero para mí fue lo contrario. Necesitaba un cierto tiempo para cicatrizar. Asistía a reuniones, abandonándolas temprano para evitar tener que hablar con gente. A veces iba a reuniones en las que no conocía a nadie. Simplemente no podía estar cerca de los amigos íntimos de Al-Anon durante esta época de dolor. Me gusta decir que ese año fue cuando vivía en mi propio mundo. La decisión de hacer una pausa en el padrinazgo fue tal vez la más difícil pero la mejor para mí. Ese año fue una época muy íntima, triste y cicatrizante: una época en que ni siquiera me había dado cuenta de que la necesitaba. Me complace el haber cuidado de mí misma, y creo que así hoy han mejorado las relaciones con quienes apadrino. Le doy gracias a diario a mi Poder Superior por este programa y por la sabiduría de los que me han precedido en este camino. No sé de qué otra forma hubiera podido cicatrizar.

Preguntas para la reflexión y la meditación
* ¿Qué he hecho hoy para cuidar de mi bienestar físico?
* ¿Qué puedo hacer hoy para ayudarme a que me sienta mejor emocionalmente?
* ¿Tengo alguna hora específica reservada para las reuniones, para la oración y para la meditación?
* ¿Qué puedo hacer para ayudarme a que me sienta mejor espiritualmente?
* ¿Tengo la tendencia a aislarme en lugar de buscar un apoyo que pueda ayudarme?
* En esta época de mi vida, ¿qué oportunidad de servicio de Al-Anon se ajustaría mejor a mi necesidad de recuperación, un paso a la vez?

El crecimiento espiritual derivado del dolor

"Cuando encontré a Al-Anon, nada cambió excepto yo."

La vida nos proporciona numerosas oportunidades para crecer espiritualmente. Para muchos de nosotros, el dolor puede ser una de ellas. Sin embargo, tal vez no seamos conscientes de los dones espirituales derivados del dolor, en especial si estamos abrumados por él. La consciencia de estos dones a menudo se revela mucho después. Al encarar la pérdida de un ser querido, un matrimonio, una relación íntima, nuestra niñez o nuestros sueños, el alivio de tan enorme dolor puede parecer imposible en algún momento. No obstante, mediante el dolor, muchos ganamos vidas más profundas y plenas.

Los dones espirituales derivados del dolor son a menudo sutiles, pero se hacen más evidentes al reflexionar sobre la manera en que hemos crecido y cambiado. Aunque nuestras vidas no hubiesen cambiado notoriamente, nos damos cuenta de que son diferentes porque nosotros hemos cambiado. Cuando centramos la atención en nosotros mismos y soltamos las riendas de las expectativas, ya no reaccionamos como lo hacíamos antes. Un día podemos encontrarnos respondiendo con calma a una situación que nos habría perturbado durante días en el pasado. En lugar de recurrir a otros para que cuiden de nosotros, ahora recurrimos a nosotros mismos. Cuando oramos, pedimos fortaleza, valor y sabiduría, en lugar de resultados específicos.

"Ha sido una bendición para mí poder convivir con el dolor y la pena que de alguna manera cambiaron mi vida".

En Al-Anon llegamos a estar dispuestos a aprender más acerca de nosotros mismos a medida que luchamos por el alivio de pasados dolorosos. La mayoría encuentra esperanza en medio de la desesperación. Esa esperanza llega a través de Al-Anon. Saber que no tenemos que afrontar el dolor solos nos da el valor de encarar la vida de nuevo. Descubrimos que el alivio de nuestro dolor es posible porque lo hemos visto en otros. Estar en recuperación no quiere decir que nuestras vidas estén libres de problemas. Sin embargo, nos consuela saber que, con la ayuda de Al-Anon, estaremos mejor preparados para hacerle frente a cualquier problema que se nos presente.

Mayor autoestima y autoconsciencia

Nuestro trabajo en Al-Anon nos ha ayudado a muchos a lograr

una mejor comprensión de nuestro propio ser. Al comprometernos en profundizar y fortalecer nuestra relación con un Poder Superior a diario, pronto nos damos cuenta de que crecemos y cambiamos espiritualmente. Tenemos mucho de qué enorgullecernos. Hemos trabajado duro y de manera persistente, hasta cuando teníamos ganas de renunciar. La aplicación de los instrumentos del programa en nuestras vidas nos libera de las cargas y temores que en algún momento nos paralizaron. Para muchos esta flamante libertad nos presenta una nueva perspectiva de la vida.

En el pasado, el centrar la atención en otras personas y el descuidar nuestras propias necesidades hicieron que muchos perdiéramos contra la enfermedad del alcoholismo. Tal vez nos hayamos sentido atrapados en algún momento pasado, pero hoy reconocemos que tenemos opciones. Ahora, en lugar de centrar la atención en cambiar al alcohólico, la centramos en nuestro propio cambio.

"Sin el programa, todavía estaría culpando, justificando y manipulando al alcohólico para que hiciera lo que yo creía más conveniente".

Antes de Al-Anon, no sabíamos quizás lo que era cuidar de nosotros mismos en momentos difíciles. Al aprender a centrar la atención en nosotros, crece nuestra autoestima y nuestra autoconsciencia. Llegamos a darnos cuenta de que merecemos nuestra propia atención y que somos dignos de amor y respeto. Cuando aprendió a centrar su atención en sí mismo, un miembro observó que había cambiado: "Hoy, en lugar de orar para poner fin al alcoholismo activo en mi hogar, oro para que los alcohólicos que forman parte de mi vida conozcan la serenidad y la confianza interior que yo he adquirido". Para muchos de nosotros, el dolor puede ayudarnos a que nos conozcamos más plenamente. Cuando luchamos por hacer las paces con nuestro pasado, podemos comenzar a construir relaciones nuevas y a perdonar a los alcohólicos, a nuestras familias y a nosotros mismos.

Hoy podemos confiar en que nosotros mismos sabremos lo que más nos conviene sin tener que seguir pautas ajenas. Cuando aumenta nuestra autoestima, llegamos a valorar nuestra singularidad. Cada uno de nosotros trae algo a Al-Anon que nadie más trae: nosotros mismos. Si fuéramos todos iguales, no ganaríamos mucho de las experiencias mutuas. Es nuestra singularidad lo que posibilita que aprendamos del uno al otro.

Soltamos las riendas y seguimos adelante

La experiencia nos demuestra que el dolor no ocurre en sentido lineal, sino que tiende a ser como el flujo y reflujo de la marea. Cuando se trata de duelo, no llegamos a una meta imaginaria. Si un ser querido ha muerto, a lo mejor nos preguntemos si seguir nuestro camino significa abandonarlo. Tememos que si soltamos las riendas de nuestras esperanzas y sueños de antes, no tendremos nada con que reemplazarlos. Estos temores son bastante normales. Cuando soltamos las riendas de nuestros viejos sueños, quizás tengamos que permanecer en un lugar en donde no sabemos nada por un tiempo. Este lugar intermedio puede hacer que nos sintamos incómodos, pero es casi siempre el lugar en que podemos comenzar a construir nuevos sueños. Es este lugar en donde no sabemos nada el que, para muchos de nosotros, se convierte en parte integral de nuestro crecimiento espiritual.

"Aún estoy de duelo, pero la desesperación ha desaparecido".

Al seguir adelante, podemos aceptar nuestras pérdidas y aprender a vivir con nuestro dolor. Cuando llegamos a este punto, muchos llegamos a ser conscientes de las lecciones espirituales que pueden derivarse del dolor. El seguir adelante no quiere decir que olvidamos nuestras pérdidas o que ya no sufrimos el dolor. Es posible que siempre sintamos algo de tristeza y dolor por ciertas pérdidas, pero, con la aceptación, nos damos cuenta de que el dolor disminuye con el tiempo. Al final, estaremos listos para soltar las riendas y seguir adelante. Podemos confiar en que sabremos cuando ese momento ha llegado.

"Estoy aprendiendo que, aunque sufro increíblemente por la pérdida de mi matrimonio y la pérdida del padre de mis hijos, no debo ahogarme en ese dolor".

Reflexionamos acerca de nuestro progreso

"Al recordar el pasado, puedo aún experimentar el dolor que en un momento sentí. Pero es ese recuerdo el que me indica que he progresado."

Es fácil centrar la atención en la experiencia de aprendizaje siguiente, en el problema siguiente. Aunque a lo mejor queramos seguir adelante, el detenernos de vez en cuando nos puede ayudar a reflexionar sobre nuestro progreso. El Duodécimo Paso se refiere a "habiendo logrado un despertar espiritual como resultado de estos Pasos…" Esto puede darnos la oportunidad de reflexionar sobre cómo hemos cambiado. Recordamos dónde nos encontrábamos al inicio de nuestro dolor y reconocemos dónde estamos hoy.

El Duodécimo Paso no se refiere sólo a nuestros propios cambios. Un miembro llegó a darse cuenta de que el Duodécimo Paso se trata de algo más que crear una mejor vida para él; se trata también de animar y ayudar a los demás. Cuando compartimos nuestras luchas y los cambios que hemos realizado, inspiramos a otros y ofrecemos la esperanza de que el alivio a nuestro dolor se pueda lograr.

"Gracias a Al-Anon, he logrado algo más que sobrevivir. Me he convertido en un ser humano más fuerte, más afectuoso y más compasivo."

Gratitud

"Después de sufrir un profundo dolor, el sentimiento más relevante hoy es la gratitud, una gratitud tremenda y abrumadora."

Cuando llegamos a Al-Anon, es difícil imaginar que el único sentimiento que experimentamos es el desprecio por una enfermedad que nos ha causado tanto sufrimiento y dolor. Para muchos de nosotros, no obstante, el alcoholismo se convierte en un catalizador del progreso y del cambio, dirigiéndonos al final hacia un lugar de gratitud. Hasta podemos sentir gratitud por el alcohólico que forma parte de nuestra vida; sin él nunca habríamos encontrado a Al-Anon.

"Las experiencias con el alcoholismo activo fueron lo que me permitieron conocer la paz que he encontrado en el programa. La vida hoy es mucho más distinta de lo que había previsto."

Se podría decir que la gratitud es la piedra angular de nuestra recuperación. Sin ella, es muy probable que renunciemos a la esperanza de una vida mejor. Aunque en una época hayamos tenido miedo del futuro, ahora empezamos a sentirnos entusiasmados con la posibilidad de cambios en nuestras vidas y con las lecciones que ayudarán a que esos cambios se realicen. Cuando recaemos en viejos comportamientos o cuando cometemos un error, podemos considerarlo una oportunidad de aprender algo acerca de nosotros mismos, en lugar de una oportunidad de avergonzarnos.

Gratitud no quiere decir que tengamos que estar felices por todo lo que nos sucede en la vida. "No puedo decir que siento gratitud por la pérdida de mi matrimonio", dijo un miembro, "pero puedo decir que siento gratitud por las muchas lecciones que he aprendido de eso". Otro miembro comentó: "Me abrieron los ojos a dones que de otra manera no habría visto nunca. Perdí a mi querida esposa pero gané la paz del programa Al-Anon". Y como también comentó otro miembro, algunos sentimos gratitud tan sólo porque somos capaces de sentir: "Estoy profundamente agradecido por el dolor que estoy sufriendo. Eso supera a los días en que me sentía adormecido y tropezando en la vida".

Si bien es importante reconocer las pérdidas cuando estamos de duelo, la gratitud puede ayudarnos a reconocer lo que sí tenemos. En medio de la inestabilidad de la vida, la gratitud nos hace tener presente que debemos agradecer cada momento. Como lo señaló un miembro: "Siempre puedo encontrar algo por lo cual sentirme agradecido, aunque sólo sean mis dedos pulgares".

¿Cómo practicamos la gratitud? Algunos miembros consideran útil escribir una lista de agradecimientos de manera continua. Otros se han acostumbrado a diario a decir gracias por pequeñas cosas, aun por momentos difíciles y lo que nos dejan como enseñanza. Aprendemos a confiar en que estamos precisamente donde debemos estar en este instante. El dolor y la alegría a menudo coexisten. La gratitud no es pasar por alto los problemas y las dificultades de la vida, sino reconocer que la vida no es todo pero tampoco es que sea nada.

"Al-Anon me ha abierto los ojos, los oídos y el corazón al mundo
maravilloso en el que vivo."

La gratitud puede profundizar nuestra perspectiva y ampliar nuestro sentido del mundo. Nos puede ayudar a valorar nuestras vidas con más plenitud. Cuando nos distraemos menos y centramos menos la atención en el alcohólico, somos más capaces de apreciar las pequeñas cosas bellas del mundo que nos rodea. En medio de la confusión y del dolor, podemos sentirnos unidos a nuestro corazón. De repente podemos darnos cuenta de que somos más conscientes de los amaneceres y los atardeceres, del canto de los pájaros en el crepúsculo, de la sonrisa de un niño, o de la cálida piel de un animal. Esas cosas que una vez dimos por seguro o que no notamos se convierten exactamente en las cosas de las que dependemos para alimentar nuestro espíritu.

"Me sentía incapaz ante la muerte de mi marido, pero tenía opciones sobre qué hacer de mi vida de allí en adelante. Podía elegir la amargura y la ira por la partida de mi marido o podía sentirme agradecida por el tiempo que pasamos juntos. Podía optar por mirar a la vida como algo que debía soportar sola, o podía aprovechar todos los momentos valiosos. Podía optar por mirar hacia el futuro con temor, o podía pensar en ese futuro como una aventura en espera de realizarse."

Cada día representa la oportunidad de un nuevo comienzo. Podemos permitir que el dolor nos abra el corazón a los misterios de la vida. Aunque quizás no podamos controlar nuestras pérdidas, aprendemos que aun tenemos opciones en cuanto a cómo encararlas. Tal vez nunca podamos comprender esas pérdidas pero podemos encontrar libertad al no tener que comprenderlo todo.

"Es probable que nunca sepa por qué algunas personas son capaces de lograr la recuperación mientras que otras no lo son. Sin embargo, estoy asombrado de descubrir que no sólo a pesar de mis pérdidas sino también debido a ellas, es que estoy más claramente consciente de lo tenue, delicado y hermoso que es cada momento."

Esperanza para hoy

"En Al-Anon he aprendido que a pesar de todas mis pérdidas, aún hay esperanza."

Gran parte de nuestra recuperación en Al-Anon se relaciona con la lucha por vivir el presente. Cuando logramos centrar la atención en el día de hoy, vemos que nuestros temores sobre el futuro y las preocupaciones por el pasado ya no dominan nuestras vidas como antes. Al aprender a encarar sólo este día, nos comprometemos a construir una vida mejor para nosotros mismos. Las reflexiones de nuestro marcador de libros *Sólo por hoy* nos han ayudado a muchos en esta lucha por disfrutar al máximo del momento presente.

"La serenidad no surge al eludir las dificultades que hay en mi vida, sino al afrontarlas con la ayuda de mi Poder Superior y de mis amigos en recuperación".

La meta de la recuperación no es eliminar las dificultades por completo. Como seres humanos, todos las sufriremos de vez en cuando, pero aun así podemos reencontrar la serenidad en medio de nuestra confusión. Al-Anon puede ser una fuente de consuelo y apoyo al enfrentarnos con lo desconocido.

"Hoy tengo la máxima confianza en que pese a los sinsabores de la vida, mi querido programa Al-Anon estará a mi lado para darme la mano y caminar lentamente junto a mí".

Cuando acordamos iniciar este viaje hacia el dolor, le decimos sí a vivir una vida más plena. A medida que confiamos en Al-Anon y en nuestro Poder Superior, adquirimos la fortaleza para enfrentar nuestras pérdidas, que para algunos de nosotros son numerosas. Aprendemos que la cicatrización de nuestras pérdidas lleva tiempo y nos permitimos estar de duelo todo el tiempo que necesitemos. Seguimos viniendo aunque no tengamos ganas. Abrimos el corazón, compartimos y escuchamos, y poco a poco comenzamos a sentir alivio.

Los miembros comparten su experiencia, fortaleza y esperanza: El crecimiento espiritual derivado del dolor

El año pasado tuve que aceptar algunas situaciones difíciles, dentro de las que estuvo el distanciamiento de mi hijo. Hace más de un año que no veo a mi nieta. Cuando mi hijo me comentó por primera vez que yo era una mala madre y abuela, no pude discutir la situación sin llorar. Ahora me doy cuenta de que no puedo cambiar la situación ni solucionar los problemas de mi hijo. Acepto que él debe enfrentar sus asuntos a su manera. Me he esforzado por confiarle la situación a Dios mientras sigo adelante con mi vida. Continúo orando por la familia de mi hijo y porque Dios los cuide. El día en que mi hijo esté listo para dejarme entrar en su vida de nuevo, tengo la intención de estar preparada para aceptar el ofrecimiento sin amarguras ni pesares. He tratado de ser positiva al comunicarme con la familia de mi hijo, aunque la comunicación es unilateral en este momento.

Al-Anon me ha enseñado mucho y me ha brindado los instrumentos que necesito para enfrentar esta crisis que hoy tengo en mi vida. Me levanté esta mañana con la decisión de que el año venidero sea el mejor que haya tenido. Es muy cierto: la vida es lo que yo haga de ella. He aprendido que merezco una vida mejor, y está en mí el salir a buscarla. Gracias, Al-Anon, por ayudarme a ver que tengo opciones.

Al alcoholismo se le ha llamado ladrón y hurtador porque les roba demasiado a los que estamos afectados por la enfermedad. He afrontado muchas pérdidas provenientes del haberme criado con la enfermedad familiar. Primero que nada, el alcoholismo me robó la capacidad de sentir mis emociones; por lo que, cuando mis padres se divorciaron, traté de no sentir nada. Cuando mi padre se fue de casa, le cerré el paso a mi dolor. Cada vez que surgía otra pérdida a lo largo de los años, lograba enterrarla sin ningún problema.

Años más tarde, entré a las salas de Al-Anon y lentamente comenzó el deshielo de mis emociones congeladas. Con el paso del tiempo, el divorcio, la distancia geográfica y la muerte le causaron pérdidas a mi vida. En cada pérdida, los instrumentos de Al-Anon y el grupo de compañeros de la hermandad estuvieron a mi lado para apoyarme, pero sólo hasta el punto que yo permití. Todavía temía que el dolor me consumiera, y me sentía más seguro reprimiendo mis sentimientos que experimentándolos. Tenía miedo de que si empezaba a llorar, no podría detenerme. Cuando murió mi mamá, casi no lloré y me deprimí durante meses. Al final, una pérdida particular me llevó a un lugar en donde pude experimentar verdaderamente el dolor. A un amigo íntimo le diagnosticaron un tumor cerebral. Él se sentía optimista en cuanto a su tratamiento y previó una recuperación rápida y completa; sin embargo, la operación no resultó como se esperaba, y tuvo complicaciones serias. Aunque aun estaba vivo, la persona que yo conocía y quería ya no estaba. Al asumir el papel de encargado del cuidado de mi amigo, sentí que me movía dentro de una montaña rusa llena de emociones. Era como estar luchando con un alcohólico activo. Me sentía desequilibrado en todo momento. Cuando creía saber lo que estaba pasando, las cosas cambiaron. Al-Anon estuvo a mi lado durante un sinnúmero de altibajos. Asistía a las reuniones más frecuentemente y oraba con el fervor de un recién llegado. A diario tenía presente el "valor de cambiar las cosas que puedo". Me daba cuenta de que hacía cosas que me llevaron toda la vida convenciéndome de que no las podía hacer.

A través de la terrible situación médica y, luego, la muerte de mi querido amigo, crecí emocional y espiritualmente de tal forma que nunca me hubiera podido imaginar. Por primera vez sentí el enorme dolor de perder a un ser querido. Sabía que sufrir en silencio y soledad ya no era una opción. Compartí con franqueza mis sentimientos y lloré. Le agradezco a Al-Anon por ayudarme a ver que la opción era dejar de cerrarle el paso a mis sentimientos y comenzar a experimentarlos.

Mis experiencias con las pérdidas me han demostrado lo mucho que he progresado en Al-Anon. He perdido a tres familiares cercanos. La diferencia de sentimientos en el momento de la muerte de cada uno de ellos me revela exactamente cómo he cambiado.

Mi madre murió dos años antes de mi llegada a Al-Anon, mientras le hacía frente al alcoholismo activo de mi esposa. No sentí nada cuando murió mamá y no pude comprender el motivo. Mamá y yo teníamos una relación buena y afectuosa, así que ¿por qué entonces no podía llorar? Más adelante mi esposa alcanzó la sobriedad y yo encontré a Al-Anon.

Cuando llegó el momento de la muerte de mi padre, tenía ocho años de estar en Al-Anon. Después de su muerte, sentí un dolor físico en el corazón que no había sentido por mamá. En el momento, no tenía idea de lo que había pasado que me hiciera sentir diferente. Mi hermano menor que era alcohólico murió seis años después. Para entonces, tenía catorce años de estar en Al-Anon. Cuando murió mi hermano, el dolor que sufrí fue mucho más profundo.

Creo que Al-Anon me ha transformado de un hombre sin sentimientos aparentes a un hombre que puede sentir. No uso la palabra "normal" porque no sé lo que significa. Antes de Al-Anon, en realidad no funcionaba emocionalmente. Ahora los sentimientos son muy reales. Estas tres muertes fueron como hitos en el camino hacia mi recuperación en Al-Anon, por lo que me siento altamente agradecido.

Tenía ocho años de estar en Al-Anon cuando decidí que cuidar de mí misma significaba dejar mi matrimonio. Tenía una Madrina y practicaba los Pasos, pero encontré que me sentía cada vez más carente de comunicación. Hasta entonces, pensaba que estaba en Al-Anon por mí. Ahora que el matrimonio ya no existía, me di cuenta de que en gran parte el objetivo de este era querer que mi marido encontrara la recuperación. Estaba de duelo por la muerte de mis sueños. Durante mucho tiempo, ni siquiera pude decir esas palabras sin llorar.

Mi Madrina y los amigos Al-Anon me indicaron que debía estar de duelo. Me dijeron que el dolor era un proceso y que algún día llegaría a estar al otro lado del mismo. En esa época, hasta la asistencia a las reuniones constituía un esfuerzo. Recuerdo sentarme allí y casi no escuchar nada de lo que se decía; pero seguí yendo, comencé a compartir y confié en que este programa me ayudaría a superar el dolor. Y así fue. El dolor tiene otro lado y es maravilloso. Es un sentimiento y una experiencia que nunca hubiera tenido si no hubiera mantenido el compromiso con el programa de Al-Anon. Hoy no tengo remordimientos, pero lo que sí tengo es mucha gratitud.

Preguntas para la reflexión y la meditación

• ¿Cómo ha aumentado mi autoconsciencia desde mi llegada a Al-Anon?

• ¿Cuál es mi concepto de "recuperación" y que espero de ella?

• ¿He considerado los beneficios de hacer una lista de agradecimientos cuando tengo más resentimiento que gratitud?

• ¿Ha cambiado el concepto que tengo de un despertar espiritual desde que empecé en Al-Anon?

• ¿Qué partes de mi vida han tenido un despertar durante mi recuperación?

• ¿Cómo han ayudado mis pérdidas a forjar la persona que hoy soy?

Guía de lecturas adicionales sobre el dolor y la pérdida

Si bien este libro se dedica por completo al dolor y la pérdida, gran parte de nuestras publicaciones de Al-Anon tocan este tema. Se pueden encontrar lecturas adicionales sobre el dolor y la pérdida en las publicaciones siguientes:

- *... En todas nuestras acciones* (SB-15)
- *Valor para cambiar...* (SB-16)
- *De la supervivencia a la recuperación...* (SB-21)
- *Cómo ayuda Al-Anon...* (SB-22)
- *Esperanza para hoy* (SB-27)
- *Viviendo con un alcohólico sobrio* (SP-49)
- La revista *The Forum*
- El boletín *Al-Anon y Alateen en acción*

Los Doce Pasos

El estudio de estos Pasos es fundamental para progresar en el programa de Al-Anon. Los principios que incluyen son universales, aplicables a todos, independientemente de su credo personal. En Al-Anon nos empeñamos una comprensión cada vez más profunda de estos Pasos y oramos por adquirir la sabiduría para aplicarlos a nuestras vidas.

1. Admitimos que éramos incapaces de afrontar solos el alcohol, y que nuestra vida se había vuelto ingobernable.
2. Llegamos a creer que un Poder superior a nosotros podría devolvernos el sano juicio.
3. Resolvimos confiar nuestra voluntad y nuestra vida al cuidado de Dios, *según nuestro propio entendimiento de Él.*
4. Sin temor, hicimos un sincero y minucioso examen de conciencia.
5. Admitimos ante Dios, ante nosotros mismos y ante otro ser humano la naturaleza exacta de nuestras faltas.
6. Estuvimos enteramente dispuestos a que Dios eliminase todos estos defectos de carácter.
7. Humildemente pedimos a Dios que nos librase de nuestras culpas.
8. Hicimos una lista de todas las personas a quienes habíamos perjudicado, y estuvimos dispuestos a reparar el mal que les ocasionamos.
9. Reparamos directamente el mal causado a esas personas cuando nos fue posible, excepto en los casos en que el hacerlo les hubiese infligido más daño, o perjudicado a un tercero.
10. Proseguimos con nuestro examen de conciencia admitiendo espontáneamente nuestras faltas al momento de reconocerlas.
11. Mediante la oración y la meditación, tratamos de mejorar nuestro contacto consciente con Dios, *según nuestro propio entendimiento de Él,* y le pedimos tan sólo la capacidad para reconocer Su voluntad y las fuerzas para cumplirla.
12. Habiendo logrado un despertar espiritual como resultado de estos Pasos, tratamos de llevar este mensaje a otras personas, y practicar estos principios en todas nuestras acciones.

Las Doce Tradiciones

Estas guías son el medio de atraer la armonía y el progreso en los grupos de Al-Anon y en la hermandad mundial de Al-Anon en su totalidad. La experiencia de nuestros grupos nos indica que la unidad de los grupos depende de la fidelidad a estas Tradiciones.

1. Nuestro bienestar común debiera tener la preferencia; el progreso individual del mayor número depende de la unión.
2. Existe sólo una autoridad fundamental para regir los propósitos del grupo: un Dios bondadoso que se manifiesta en la conciencia de cada grupo. Nuestros dirigentes son tan sólo fieles servidores y no gobiernan.
3. Cuando los familiares de los alcohólicos se reúnen para prestarse mutua ayuda, pueden llamarse un Grupo de Familia Al-Anon, siempre que, como grupo, no tenga otra afiliación. El único requisito para ser miembro es tener un pariente o amigo con un problema de alcoholismo.
4. Cada grupo debiera ser autónomo, excepto en asuntos que afecten a otros grupos, o a Al-Anon, o AA en su totalidad.
5. Cada Grupo de Familia Al-Anon persigue un solo propósito: prestar ayuda a los familiares de los alcohólicos. Logramos esto, practicando los Doce Pasos de AA *nosotros mismos*, comprendiendo y estimulando a nuestros propios familiares aquejados por el alcoholismo, y dando la bienvenida y brindando alivio a los familiares de los alcohólicos.
6. Nuestros grupos de familia jamás debieran apoyar, financiar, ni prestar su nombre a ninguna empresa extraña, para evitar que problemas de dinero, propiedad o prestigio nos desvíen de nuestro objetivo espiritual que es el primordial. Aun siendo una entidad separada, deberíamos cooperar siempre con Alcohólicos Anónimos.
7. Cada grupo ha de ser económicamente autosuficiente y, por lo tanto, debe rehusar contribuciones externas.
8. Las actividades prescritas por el Duodécimo Paso en Al-Anon nunca debieran tener carácter profesional, pero nuestros centros de servicio pueden contratar empleados especializados.

9. Nuestros grupos, como tales, nunca debieran organizarse, pero pueden crear centros de servicios o comisiones directamente responsables ante las personas a quienes sirven.

10. Los Grupos de Familia Al-Anon no deben emitir opiniones acerca de asuntos ajenos a sus actividades. Por consiguiente, su nombre nunca debe mezclarse en polémicas públicas.

11. Nuestra política de relaciones públicas se basa más bien en la atracción que en la promoción. Necesitamos mantener siempre el anonimato personal en la prensa, radio, el cine y la televisión. Debemos proteger con gran esmero el anonimato de todos los miembros de AA.

12. El anonimato es la base espiritual de nuestras Tradiciones y siempre nos recuerda que debemos anteponer los principios a las personas.

Los Doce Conceptos de Servicio

Los Doce Pasos y las Doce Tradiciones son las guías para el progreso personal y la unidad del grupo. Los Doce Conceptos son la guía para el servicio, demuestran cómo puede hacerse la labor del Duodécimo Paso a gran escala y cómo los miembros de la Oficina de Servicio Mundial pueden relacionarse entre sí y con los grupos, a través de la Conferencia de Servicio Mundial, para divulgar el mensaje Al-Anon por todo el mundo.

1. La responsabilidad y autoridad fundamentales de los Servicios Mundiales de Al-Anon corresponde a los grupos de Al-Anon.

2. Los Grupos de Familia Al-Anon han delegado por entero la autoridad administrativa y de funcionamiento a su Conferencia y sus ramas de servicio.

3. El Derecho de Decisión hace posible el liderazgo eficaz.

4. La participación es la clave de la armonía.

5. Los Derechos de Apelación y Petición protegen a las minorías y garantizan que éstas serán escuchadas.

6. La Conferencia reconoce la responsabilidad administrativa primordial de los administradores (custodios).

7. Los administradores (custodios) tienen derechos legales, mientras que los derechos de la Conferencia son tradicionales.

8. La Junta de Administradores (custodios) delega total autoridad a sus Comités Ejecutivos para la administración de rutina de la Sede de Al-Anon.

9. Un buen liderazgo personal es una necesidad a todos los niveles de servicio. En el campo del Servicio Mundial, la Junta de Administradores (custodios) asume la dirección principal.

10. La responsabilidad de servicio está equilibrada por una autoridad de servicio definida cuidadosamente para evitar la doble dirección de administración.

11. La Oficina de Servicio Mundial está compuesta de Comités selectos, ejecutivos y miembros del personal.

12. Las Garantías Generales de la Conferencia contienen la base espiritual del Servicio Mundial de Al-Anon, Artículo 12 de la Carta.

Las garantías Generales de la Conferencia

En todos los procedimientos, la Conferencia de Servicio Mundial Al-Anon observará el espíritu de las Tradiciones:

1. que sólo suficientes fondos de funcionamiento en los que se incluya una amplia reserva, sea su principio financiero prudente;
2. que ningún miembro de la Conferencia sea puesto con autoridad absoluta sobre otros miembros;
3. que todas las decisiones se tomen mediante discusión, voto y, siempre que sea posible, por unanimidad;
4. que ninguna acción de la Conferencia sea personalmente punitiva ni incite a la controversia pública;
5. que, aunque la Conferencia sirve a Al-Anon, nunca ejecutará ninguna acción autoritaria y como la hermandad de los Grupos de Familia Al-Anon a la cual sirve, permanecerá siempre democrática, en pensamiento y acción.

Índice temático